ALIMENTOS ULTRAPROCESADOS

LA GUÍA DEFINITIVA PARA RECONOCER Y EVITAR LOS ALIMENTOS PERJUDICIALES PARA UNA NUTRICIÓN SALUDABLE Y UNA SALUD ÓPTIMA

ALEXANDER VITAN

DESCARGO DE RESPONSABILIDAD

Este libro no tiene la intención de sustituir el consejo médico. Se recomienda al lector que consulte regularmente a un profesional de la salud para cualquier asunto relacionado con su bienestar, especialmente ante cualquier síntoma que requiera diagnóstico o tratamiento médico.

La información proporcionada en este libro es únicamente para fines informativos generales. A pesar de mi esfuerzo por mantener la información actualizada y precisa, no se realiza ninguna declaración ni se ofrece garantía, ya sea expresa o implícita, sobre la integridad, precisión, fiabilidad, idoneidad o disponibilidad de la información, productos, servicios o gráficos relacionados que se encuentran en este libro, para cualquier fin.

El uso de esta información es bajo su propia responsabilidad. Los métodos descritos en este libro representan las opiniones del autor y no deben ser considerados como un conjunto definitivo de instrucciones para un proyecto específico. Es posible utilizar otros métodos y materiales para obtener resultados similares.

INTRODUCCIÓN

Bienvenidos a este viaje de descubrimiento sobre uno de los aspectos más insidiosos y menos comprendidos de nuestra dieta moderna: los alimentos ultraprocesados. Como nutricionista, he dedicado mi carrera a entender los efectos de los alimentos en la salud humana, y he observado con creciente preocupación cómo el aumento del consumo de alimentos ultraprocesados ha coincidido con una epidemia global de enfermedades crónicas y problemas de salud.

Nuestra dieta ha cambiado drásticamente en las últimas décadas. Anteriormente, nuestras opciones alimentarias se limitaban a lo que era de temporada y disponible localmente. Hoy en día, gracias a los avances tecnológicos y a la industrialización de la producción alimentaria, estamos rodeados de una amplia variedad de productos altamente procesados, diseñados para ser convenientes, atractivos y, a menudo, irresistibles. Sin embargo, estos productos suelen estar cargados de aditivos, azúcares añadidos, grasas poco saludables y otras sustancias artificiales que pueden tener efectos negativos en nuestra salud a largo plazo.

Este libro nació de la necesidad de arrojar luz sobre lo que realmente son los alimentos ultraprocesados y cómo pueden afectar negativamente nuestro bienestar. Mi experiencia me ha enseñado que la concienciación es clave para tomar decisiones alimentarias más saludables. Por ello, mi principal objetivo es educar e informar, brindándole a usted, el lector, las herramientas necesarias para identificar y evitar estos insidiosos enemigos de nuestra salud.

A través de una serie de capítulos detallados y profundos, exploraremos qué define a un alimento ultraprocesado, examinaremos los ingredientes comunes que los componen y analizaremos los efectos específicos que estos alimentos pueden tener en la salud cardiovascular, el peso corporal, el sistema digestivo y el riesgo de padecer enfermedades crónicas. También lo guiaré a través de las técnicas de marketing que utiliza la industria alimentaria para promocionar estos productos, y le proporcionaré estrategias prácticas para planificar una dieta más equilibrada y saludable.

Nuestra salud está determinada en gran medida por nuestras decisiones diarias. Decidir reducir o eliminar los alimentos ultraprocesados de su dieta no solo es una cuestión de mejorar su salud personal, sino también de tomar una postura contra un sistema alimentario que, con frecuencia, prioriza el beneficio sobre el bienestar del consumidor. En este valioso recurso encontrará no solo la información necesaria para elegir mejor sus alimentos, sino también la inspiración y la motivación para emprender un camino hacia una vida más saludable y consciente.

Espero que este libro le ofrezca una nueva perspectiva sobre la nutrición moderna y lo ayude a tomar decisiones más informadas y saludables para usted y su familia. El conocimiento es poder, y con la información adecuada, todos podemos dar pasos significativos hacia una vida más sana y feliz.

1. DEFINICIÓN DE ALIMENTOS ULTRAPROCESADOS

En el panorama alimentario moderno, los alimentos ultraprocesados (AUP) representan una categoría que preocupa cada vez más tanto a los profesionales de la salud como a los consumidores. En las últimas décadas, se ha observado un cambio significativo en los hábitos alimentarios, con un incremento exponencial en el consumo de estos productos. Este capítulo tiene como objetivo definir claramente qué son los alimentos ultraprocesados y profundizar en su impacto sobre la salud y los comportamientos alimentarios.

Definición de alimentos ultraprocesados

Los alimentos ultraprocesados, según la clasificación NOVA desarrollada por la Universidad de São Paulo, son productos industriales formulados a partir de ingredientes derivados de alimentos y aditivos alimentarios, generalmente mediante una serie de procesos físicos y químicos. Suelen ser productos listos para consumir o recalentar, altamente apetecibles y diseñados para tener una larga vida útil. Entre sus ingredientes más comunes se encuentran azúcares refinados, aceites hidrogenados, grasas saturadas, aditivos, conservantes, aromatizantes y colorantes.

Características de los alimentos ultraprocesados

1. **Composición nutricional desequilibrada:** Los alimentos ultraprocesados suelen tener un alto contenido en azúcares añadidos, grasas saturadas y sal, pero bajo en fibra, vitaminas y minerales. Este desequilibrio nutricional contribuye a una serie de problemas de salud, como la obesidad, la diabetes tipo 2, enfermedades cardiovasculares y algunos tipos de cáncer.
2. **Presencia de aditivos:** Los aditivos alimentarios, como emulsionantes, conservantes, edulcorantes artificiales, aromatizantes y colorantes, se utilizan frecuentemente en estos productos. Aunque muchos de estos aditivos se consideran seguros en cantidades aprobadas, su consumo habitual y combinado genera preocupación por sus efectos en la salud a largo plazo.
3. **Alta palatabilidad e hiperpalatabilidad:** La combinación de azúcar, grasa y sal, junto con el uso de aromatizantes y aditivos, hace que estos alimentos sean extremadamente apetecibles, lo que dificulta dejar de consumirlos. Esta hiperpalatabilidad puede llevar al consumo excesivo y a una adicción a la comida, contribuyendo a problemas de peso y a desórdenes alimentarios.
4. **Asequibilidad y marketing:** Los alimentos ultraprocesados están diseñados para ser convenientes y fáciles de consumir. A menudo se promocionan agresivamente a través de campañas publicitarias que los hacen atractivos, especialmente para niños y adolescentes. Su amplia disponibilidad y promoción pueden influir negativamente en las decisiones alimentarias, impulsando a los consumidores a elegir opciones menos saludables.

Ejemplos de alimentos ultraprocesados

Para reconocer mejor los alimentos ultraprocesados, a continuación se presentan algunos ejemplos comunes:

- Aperitivos dulces y salados: patatas fritas, galletas, aperitivos envasados, barritas energéticas.
- Bebidas azucaradas: refrescos carbonatados, bebidas energéticas, jugos de fruta industriales.
- Productos de panadería: pan envasado, pasteles industriales, pizzas congeladas.
- Platos preparados: sopas enlatadas, comidas listas para microondas, platos congelados.
- Carnes procesadas: salchichas, embutidos envasados.

Impacto en la salud

Las investigaciones han demostrado que el consumo elevado de alimentos ultraprocesados está asociado con un mayor riesgo de desarrollar varias enfermedades. Estos alimentos, que son pobres en nutrientes esenciales y ricos en calorías vacías, pueden contribuir a un estado de malnutrición tanto por exceso como por defecto. Algunos de los principales efectos negativos sobre la salud son:

1. **Obesidad:** La alta densidad energética y la baja capacidad de saciedad de los alimentos ultraprocesados favorecen el consumo excesivo de calorías, lo que conduce al aumento de peso.
2. **Diabetes tipo 2:** Los azúcares añadidos y las grasas saturadas presentes en estos alimentos pueden incrementar la resistencia a la insulina, un factor clave en el desarrollo de la diabetes tipo 2.
3. **Enfermedades cardiovasculares:** El consumo excesivo de sal y grasas saturadas está estrechamente relacionado con la hipertensión y con el aumento del riesgo de enfermedades cardiovasculares.
4. **Trastornos gastrointestinales:** La falta de fibra y el alto contenido de aditivos pueden alterar la microbiota intestinal, lo que puede provocar diversos trastornos gastrointestinales.

Estrategias para reducir el consumo de alimentos ultraprocesados

Abordar el reto de los alimentos ultraprocesados requiere un enfoque múltiple, que incluya educación nutricional, políticas públicas y cambios en los hábitos personales. A continuación se presentan algunas estrategias eficaces:

1. **Educación y concienciación:** Informar a los consumidores sobre los riesgos asociados con los alimentos ultraprocesados y fomentar el conocimiento de las etiquetas alimentarias puede ayudarles a tomar decisiones más informadas.
2. **Promoción de alimentos frescos e integrales:** Incentivar el acceso y el consumo de alimentos frescos, integrales y mínimamente procesados, como frutas, verduras, legumbres, cereales integrales y proteínas magras.
3. **Regulación de la comercialización:** Implementar normativas más estrictas sobre la publicidad de alimentos ultraprocesados, especialmente aquellas dirigidas a los niños.
4. **Apoyo a políticas públicas:** Respaldar políticas que incentiven la producción y el consumo de alimentos saludables, como subvenciones a la agricultura orgánica e impuestos sobre las bebidas azucaradas.

Los alimentos ultraprocesados representan una amenaza insidiosa para la salud pública, disfrazada bajo la apariencia de conveniencia y palatabilidad. Es crucial educar a los consumidores para que reconozcan y limiten el consumo de estos alimentos, promoviendo una dieta basada en alimentos frescos y mínimamente procesados. Solo a través de un esfuerzo colectivo e informado podremos revertir esta tendencia y mejorar la salud de nuestra sociedad."

2. DIFERENCIA ENTRE ALIMENTOS NATURALES, PROCESADOS Y ULTRAPROCESADOS

En mi práctica diaria como nutricionista, una de las preguntas más frecuentes se refiere a la diferencia entre alimentos naturales, procesados y ultraprocesados. Esta distinción es clave para comprender el impacto que nuestras decisiones alimentarias tienen sobre la salud. A continuación, vamos a explorar las características específicas de cada categoría, destacando sus principales diferencias y efectos en el bienestar.

Alimentos naturales

Los alimentos naturales, también llamados alimentos no procesados o mínimamente procesados, son aquellos que se encuentran en su forma original o que han sido sometidos a un procesamiento mínimo. Estos alimentos son la base ideal de una dieta equilibrada y saludable. A continuación, analizamos sus características principales:

1. **Origen y procesamiento:** Los alimentos naturales provienen directamente de la naturaleza y conservan sus propiedades nutricionales casi intactas. Se pueden someter a procesos mínimos como el lavado, eliminación

de partes no comestibles, refrigeración, congelación y pasteurización, que no alteran significativamente su composición nutricional.

2. **Composición nutricional:** Estos alimentos son ricos en nutrientes esenciales, como vitaminas, minerales, fibra, antioxidantes y fitoquímicos. Su densidad nutricional los convierte en elementos esenciales para la prevención de enfermedades y el mantenimiento de la salud.

3. **Ejemplos:** Frutas frescas, verduras, legumbres, frutos secos, semillas, carne fresca, pescado, huevos, leche, y cereales integrales no procesados, como la avena, el arroz integral y el trigo.

Alimentos procesados

Los alimentos procesados se encuentran en un punto intermedio entre los alimentos naturales y los ultraprocesados. Su procesamiento puede implicar cambios más significativos que en los alimentos naturales, pero no necesariamente implica un deterioro de su calidad nutricional. El objetivo del procesamiento puede ser mejorar la conservación, la seguridad alimentaria, la palatabilidad o la comodidad. A continuación, algunas características distintivas:

1. **Nivel de transformación:** El procesamiento puede incluir la molienda, fermentación, pasteurización, encurtido, cocción, congelación, o la adición de ingredientes como sal, azúcar y aceites.

2. **Composición nutricional:** La calidad nutricional de los alimentos procesados varía mucho. Algunos procesos, como la fermentación y la pasteurización, pueden mejorar la digestibilidad y la seguridad de los alimentos. Sin embargo, la adición excesiva de azúcar, sal y grasas puede reducir su calidad nutricional.

3. **Ejemplos:** Pan integral, queso, yogur, legumbres enlatadas, frutos secos sin azúcar añadido, verduras

congeladas, pescado ahumado, zumos de fruta sin azúcar añadido.

Alimentos ultraprocesados

Los alimentos ultraprocesados representan el nivel más alto de procesamiento alimentario. Son productos industriales formulados para estar listos para el consumo o para prepararse fácilmente, y suelen incluir numerosos ingredientes y aditivos. Su composición y método de producción los hacen muy apetecibles y de larga duración, pero presentan importantes inconvenientes para la salud. A continuación, sus principales características:

1. **Nivel de procesamiento:** Los alimentos ultraprocesados pasan por numerosos pasos industriales e incluyen ingredientes refinados y sintéticos que rara vez se encuentran en cocinas caseras. El procesamiento puede incluir la extracción, hidrogenación, uso de emulsionantes, estabilizantes, colorantes, saborizantes artificiales y conservantes.
2. **Composición nutricional:** Estos alimentos suelen ser ricos en calorías, azúcares añadidos, grasas saturadas y trans, y sal, mientras que son pobres en fibra, vitaminas y minerales. Esta combinación contribuye a un perfil nutricional desfavorable, lo que aumenta el riesgo de enfermedades crónicas.
3. **Ejemplos:** Aperitivos envasados, como patatas fritas y galletas, bebidas azucaradas, carnes procesadas como salchichas y embutidos, cereales azucarados para el desayuno, sopas instantáneas, alimentos precocinados congelados, barritas energéticas.

Impacto en la salud

La distinción entre alimentos naturales, procesados y ultraprocesados es fundamental para entender su impacto en la salud. Varios estudios han demostrado que una dieta rica en alimentos ultraprocesados está asociada a un mayor riesgo de obesidad, diabetes tipo 2, enfermedades cardiovasculares y algunos tipos de cáncer. En cambio, una dieta basada en alimentos naturales y mínimamente procesados se asocia con una mejor calidad alimentaria y un menor riesgo de enfermedades crónicas.

Estrategias para una elección consciente de los alimentos

Para mejorar la calidad de la dieta y promover la salud, es esencial adoptar estrategias que favorezcan la elección de alimentos naturales y mínimamente procesados. A continuación, algunas recomendaciones prácticas:

1. **Lea las etiquetas:** Familiarícese con las etiquetas nutricionales y los ingredientes de los alimentos para evitar aquellos que contienen azúcar añadido, grasas saturadas, sal y aditivos innecesarios.
2. **Cocine en casa:** Preparar las comidas en casa con ingredientes frescos y naturales permite un mejor control sobre la calidad y la composición nutricional de los alimentos.
3. **Prefiera alimentos frescos e integrales:** Elija frutas y verduras frescas, legumbres, cereales integrales, carne y pescado sin procesar como base de su dieta diaria.
4. **Evite bebidas azucaradas y aperitivos envasados:** Sustituya las bebidas azucaradas por agua, té o zumos de fruta sin azúcar añadido, y opte por aperitivos saludables, como frutas frescas, frutos secos y semillas.
5. **Elija con cuidado los alimentos procesados:** Cuando opte por alimentos procesados, prefiera aquellos con pocos ingredientes y sin aditivos perjudiciales, como el pan integral, el yogur natural y las verduras congeladas.

Es esencial comprender la distinción entre alimentos naturales, procesados y ultraprocesados para tomar decisiones alimentarias informadas y promover la salud a largo plazo. Mi objetivo es proporcionar las herramientas necesarias para navegar por el complejo mundo de la nutrición moderna, fomentando una dieta que priorice los alimentos frescos e integrales. A través de la educación y la concienciación, podemos mejorar la calidad de nuestra dieta y, en consecuencia, nuestra salud y bienestar general.

3. HISTORIA Y EVOLUCIÓN DE LOS ALIMENTOS ULTRAPROCESADOS

La historia de los alimentos ultraprocesados está profundamente relacionada con la evolución de las sociedades modernas y la transformación de los hábitos alimenticios. Comprender los orígenes y el desarrollo de estos productos es esencial para evaluar su impacto en nuestra salud y en la sociedad. Esta sección del libro explora las principales etapas de la historia de los alimentos ultraprocesados, desde la Revolución Industrial hasta nuestros días, analizando las motivaciones económicas, sociales y tecnológicas que han impulsado su expansión.

Orígenes de los alimentos ultraprocesados

La aparición de los alimentos ultraprocesados se remonta a la Revolución Industrial del siglo XIX, un periodo de grandes innovaciones tecnológicas que transformó radicalmente la industria alimentaria. Antes de este periodo, la mayoría de los alimentos se consumían en su forma natural o con un procesamiento mínimo. La Revolución Industrial trajo consigo nuevas técnicas de producción, almacenamiento y distribución de alimentos, iniciando un cambio profundo en nuestra manera de alimentarnos.

1. **Revolución Industrial:** La aparición de fábricas y maquinaria avanzada permitió la producción a gran escala de alimentos en conserva, como frutas, verduras enlatadas y carnes conservadas. Inicialmente, estos productos estaban destinados a soldados y marineros, pero pronto llegaron también a los hogares civiles.

2. **Invención de métodos de conservación:** Técnicas como la pasteurización, desarrollada por Louis Pasteur en 1864, y el enlatado, inventado por Nicolas Appert a principios del siglo XIX, permitieron extender la vida útil de los alimentos, reduciendo el desperdicio y mejorando la seguridad alimentaria.

La primera mitad del siglo XX: El auge de los alimentos envasados

A principios del siglo XX, la creciente urbanización y los cambios sociales y económicos provocaron un aumento en la producción y el consumo de alimentos envasados. Las tecnologías alimentarias siguieron avanzando, lo que permitió la creación de nuevos productos.

1. **Décadas de 1920 y 1930:** La introducción de técnicas de refrigeración y congelación revolucionó la conservación de alimentos. La disponibilidad de refrigeradores domésticos permitió a las familias almacenar alimentos durante más tiempo, reduciendo la necesidad de compras frecuentes.

2. **Décadas de 1940 y 1950:** Durante la Segunda Guerra Mundial y en la posguerra, la demanda de alimentos de larga duración creció. Productos como sopas enlatadas, cereales para el desayuno y alimentos congelados se convirtieron en comunes en los hogares de Estados Unidos y Europa. Las empresas alimentarias comenzaron a hacer grandes inversiones en publicidad, promoviendo la comodidad y la innovación de sus productos.

La segunda mitad del siglo XX: La era de la industrialización alimentaria

La segunda mitad del siglo XX fue testigo de un crecimiento exponencial en la producción de alimentos ultraprocesados, impulsado por avances tecnológicos, cambios económicos y una industria alimentaria cada vez más poderosa.

1. **Décadas de 1960 y 1970:** La introducción de nuevos aditivos alimentarios, como conservantes, colorantes y saborizantes artificiales, mejoró la vida útil, el aspecto y el sabor de los alimentos envasados. Durante este periodo, comenzaron a proliferar las comidas rápidas, convirtiendo a los alimentos ultraprocesados en una parte integral de la dieta diaria de muchas personas.

2. **Décadas de 1980 y 1990:** La globalización y el crecimiento de las cadenas de supermercados llevaron a la difusión masiva de los alimentos ultraprocesados. Las multinacionales del sector alimentario se convirtieron en gigantes económicos con gran influencia sobre el mercado y las políticas alimentarias. La publicidad, especialmente dirigida a los niños, ayudó a consolidar una cultura alimentaria centrada en los snacks, bebidas azucaradas y comidas preparadas.

Siglo XXI: Conciencia y resistencia

Con la llegada del siglo XXI, comenzó a crecer la conciencia de los consumidores sobre los riesgos asociados a los alimentos ultraprocesados. Este creciente interés provocó una serie de cambios tanto en la industria alimentaria como en los hábitos de consumo.

1. **Década de 2000:** Estudios científicos que relacionaban el consumo de alimentos ultraprocesados con problemas de salud como la obesidad, diabetes tipo 2 y enfermedades cardiovasculares provocaron un aumento de la conciencia

entre los consumidores. Movimientos como el "slow food"
y el regreso a los productos orgánicos y locales ganaron
popularidad.

2. **2010 en adelante:** Creció la demanda de transparencia y
de una regulación más estricta en el sector alimentario.
Las etiquetas de los productos se volvieron más detalladas,
y muchas empresas comenzaron a reducir el uso de
aditivos artificiales y a promover productos más naturales.
No obstante, los alimentos ultraprocesados continúan
dominando el mercado, en parte por su conveniencia y su
bajo costo.

Impacto de la tecnología y la innovación

La evolución de los alimentos ultraprocesados ha sido influenciada en gran medida por los avances tecnológicos. La automatización, la innovación en química alimentaria y las nuevas técnicas de producción han permitido crear productos cada vez más sofisticados y atractivos.

1. **Automatización y producción en masa:** Las líneas de
producción automatizadas han reducido los costos de
producción y aumentado la capacidad para satisfacer la
demanda mundial. Esta eficiencia ha hecho que los
alimentos ultraprocesados sean accesibles a un amplio
segmento de la población.

2. **Química alimentaria:** La capacidad de manipular los
componentes de los alimentos a nivel molecular ha
permitido crear productos con características específicas,
como una textura crujiente o una vida útil prolongada, sin
comprometer la seguridad alimentaria.

3. **Técnicas avanzadas de envasado:** La evolución de los
envases, incluyendo materiales que prolongan la frescura
y técnicas de envasado al vacío, ha mejorado aún más la
vida útil y la seguridad de los alimentos ultraprocesados.

La historia de los alimentos ultraprocesados es un recorrido a través de la innovación tecnológica, las transformaciones sociales y la dinámica económica. A pesar de su practicidad y atractivo, estos alimentos representan un desafío considerable para la salud pública. Entender los orígenes de su propagación y los mecanismos que subyacen a su popularidad puede ayudarnos a tomar decisiones más informadas y a promover una dieta más saludable.

4. ADITIVOS ALIMENTARIOS COMUNES (CONSERVANTES, COLORANTES, AROMAS ARTIFICIALES)

En el mundo de los alimentos ultraprocesados, los aditivos alimentarios juegan un papel clave. Estos compuestos químicos se añaden a los alimentos para mejorar su conservación, aspecto, sabor y textura. Es crucial comprender la naturaleza y los efectos de los aditivos alimentarios para ayudar a los consumidores a tomar decisiones más informadas. En este análisis detallado, exploraremos los principales tipos de aditivos —conservantes, colorantes y aromatizantes artificiales— y su impacto en la salud.

Conservantes

Los conservantes son sustancias añadidas a los alimentos para evitar su deterioro debido a microorganismos como bacterias, levaduras y mohos. Su función principal es prolongar la vida útil de los alimentos, garantizando al mismo tiempo la seguridad y calidad del producto.

1. **Sulfitos:** Los sulfitos, como el dióxido de azufre (E220), se utilizan para prevenir la oxidación y decoloración en alimentos como frutas secas, vino y productos de panadería. Aunque generalmente son seguros para la

mayoría de las personas, pueden causar reacciones alérgicas en individuos sensibles, especialmente aquellos con asma.

2. **Nitratos y nitritos:** Usados principalmente en la conservación de carnes como embutidos y salchichas, los nitratos (E251) y nitritos (E250) inhiben el crecimiento de bacterias peligrosas como *Clostridium botulinum*. Sin embargo, el consumo excesivo de estos compuestos se ha relacionado con la formación de nitrosaminas, que son potencialmente cancerígenas.

3. **Ácido benzoico y benzoatos:** El ácido benzoico (E210) y sus sales, como el benzoato sódico (E211), se encuentran en refrescos, jugos de fruta y condimentos para evitar el crecimiento de levaduras y mohos. Aunque en general son considerados seguros, algunos estudios sugieren una posible relación con la hiperactividad en los niños.

Colorantes

Los colorantes alimentarios son sustancias añadidas para realzar o devolver el color de los alimentos. Pueden ser de origen natural o sintético. Aunque muchos colorantes son seguros, algunos pueden tener efectos adversos para la salud.

1. **Colorantes naturales:** Derivados de fuentes naturales como plantas, animales y minerales, incluyen la curcumina (E100), extraída de la cúrcuma, y el carmín (E120), obtenido de insectos. En general, estos colorantes son seguros, aunque en algunos casos pueden desencadenar reacciones alérgicas.

2. **Colorantes sintéticos:** Producidos químicamente, como la tartrazina (E102), el rojo allura (E129) y el amarillo de quinoleína (E104), se utilizan ampliamente en golosinas, bebidas y snacks. Algunos estudios sugieren que los colorantes sintéticos pueden estar relacionados con

problemas de comportamiento en los niños, como la hiperactividad, aunque las pruebas no son concluyentes.

3. **Caramelo:** El caramelo (E150) es un colorante natural que se obtiene al calentar azúcar. Se usa en productos como refrescos y salsas. Algunas formas de caramelo, como el caramelo E150c, pueden contener 4-metilimidazol, un compuesto potencialmente cancerígeno.

Aromas artificiales

Los aromas artificiales son sustancias químicas usadas para proporcionar sabores específicos a los alimentos. Pueden imitar los sabores de ingredientes naturales o crear nuevos que no existen en la naturaleza.

1. **Aromas idénticos a los naturales:** Son compuestos sintéticos que son químicamente idénticos a los presentes en los alimentos naturales. Un ejemplo es la vainillina, utilizada para dar sabor a vainilla. Aunque se consideran seguros, algunos estudios sugieren que no aportan los mismos beneficios nutricionales que los aromas naturales.

2. **Aromas artificiales:** Estos compuestos sintéticos, como la etilvainillina, no se encuentran en la naturaleza y se usan para crear sabores únicos o intensificar los existentes. Aunque las autoridades reguladoras generalmente garantizan su seguridad, los efectos del uso prolongado y la combinación de varios aditivos aún se están investigando.

3. **Glutamato monosódico (GMS):** El glutamato monosódico (E621) es un potenciador del sabor que se emplea en una gran variedad de alimentos, desde platos preparados hasta salsas. Aunque la mayoría de las personas no presentan reacciones adversas al GMS, algunas pueden experimentar síntomas como dolores de cabeza y sudoración, una afección conocida como "síndrome del restaurante chino".

Efectos de los aditivos alimentarios en la salud

Aunque muchos aditivos se consideran seguros cuando se usan dentro de los límites aprobados, preocupa el consumo a largo plazo y la interacción entre varios de ellos. Algunos estudios sugieren que una exposición prolongada puede contribuir a problemas de salud como alergias, trastornos gastrointestinales y alteraciones del comportamiento en los niños. Por lo tanto, es importante controlar el consumo de aditivos y optar por alimentos frescos y mínimamente procesados siempre que sea posible.

Estrategias para evitar los aditivos alimentarios

Evitar completamente los aditivos alimentarios puede ser difícil, pero existen varias estrategias para reducir su exposición:

1. **Leer las etiquetas**: Familiarizarse con los nombres y códigos de los aditivos más comunes puede ayudar a identificar y evitar productos que los contengan en grandes cantidades.
2. **Optar por alimentos frescos y no procesados**: Priorizar frutas, verduras, carnes, pescados y cereales integrales no procesados puede reducir significativamente la ingesta de aditivos alimentarios.
3. **Cocinar en casa**: Preparar las comidas en casa con ingredientes frescos permite controlar mejor los aditivos presentes en los alimentos.
4. **Elegir productos ecológicos**: Los alimentos ecológicos suelen contener menos aditivos, ya que las normativas para su uso en estos productos son más estrictas.

Los aditivos alimentarios son omnipresentes en los alimentos ultraprocesados y desempeñan un papel esencial en su conservación y mejora de apariencia y sabor. Sin embargo, es crucial ser conscientes de los posibles efectos sobre la salud de un consumo excesivo y adoptar estrategias para limitar su ingesta.

5. AZÚCARES OCULTOS Y EDULCORANTES ARTIFICIALES

El consumo de azúcares y edulcorantes se ha convertido en un componente central de la dieta moderna, especialmente con la proliferación de los alimentos ultraprocesados. Es crucial entender los riesgos asociados a los azúcares ocultos y los edulcorantes artificiales, así como su impacto negativo en la salud. Examinaremos la prevalencia de los azúcares ocultos en los alimentos ultraprocesados, los diferentes tipos de edulcorantes artificiales y los efectos de ambos en nuestra salud.

Azúcares ocultos

Los azúcares ocultos son azúcares añadidos a los alimentos durante su procesamiento, pero que no siempre se identifican claramente en las etiquetas nutricionales bajo el término "azúcar". Estos azúcares pueden tener múltiples nombres y formas, y su presencia a menudo está camuflada dentro de ingredientes aparentemente inofensivos.

1. **Fuentes comunes de azúcares ocultos:** Los azúcares ocultos pueden encontrarse en una amplia gama de productos alimenticios, como bebidas azucaradas,

aperitivos envasados, cereales para el desayuno, salsas, yogures aromatizados, panes envasados y muchos otros alimentos ultraprocesados.

2. **Nombres alternativos del azúcar:** Además del término "azúcar", los azúcares ocultos pueden aparecer bajo nombres como jarabe de maíz alto en fructosa, sacarosa, dextrosa, maltosa, jarabe de glucosa, miel, melaza, concentrado de jugo de frutas, entre otros. Esta variedad de nombres dificulta la identificación del total de azúcares añadidos en los alimentos.

3. **Efectos sobre la salud:** El consumo excesivo de azúcares añadidos se ha asociado con numerosos problemas de salud, como obesidad, diabetes tipo 2, enfermedades cardiovasculares, caries dentales y síndrome metabólico. Los azúcares ocultos contribuyen significativamente a la ingesta diaria de calorías sin aportar nutrientes esenciales, lo que aumenta el riesgo de desarrollar estas afecciones.

Edulcorantes artificiales

Los edulcorantes artificiales son compuestos químicos que se utilizan para reemplazar el azúcar en muchos alimentos y bebidas, proporcionando dulzura sin las calorías asociadas a los azúcares naturales. Aunque a menudo se promocionan como alternativas saludables, el uso de edulcorantes artificiales es controvertido y requiere una evaluación cuidadosa.

1. Tipos de edulcorantes artificiales:

- **Aspartame:** Utilizado en bebidas dietéticas, yogures y productos horneados, el aspartame es aproximadamente 200 veces más dulce que el azúcar. Es uno de los edulcorantes artificiales más estudiados, pero sigue siendo objeto de debate sobre su seguridad a largo plazo.
- **Sacarina:** Una de las primeras alternativas al azúcar, la sacarina es aproximadamente 300-400 veces más dulce

que el azúcar. Aunque estudios anteriores sugerían una posible relación con el cáncer, las principales autoridades sanitarias la consideran segura.

- **Sucralosa:** También conocida como Splenda, la sucralosa es unas 600 veces más dulce que el azúcar y es estable a altas temperaturas, lo que la hace adecuada para hornear y cocinar.
- **Acesulfame K:** A menudo utilizado en combinación con otros edulcorantes, el acesulfame K es unas 200 veces más dulce que el azúcar y es estable al calor.

2. Efectos sobre la salud:

- **Metabolismo y control de peso:** Aunque los edulcorantes artificiales se promocionan como herramientas para el control de peso, algunos estudios sugieren que su uso puede alterar las respuestas metabólicas y el apetito, lo que podría llevar a un aumento de peso.
- **Salud intestinal:** Algunas investigaciones indican que los edulcorantes artificiales pueden afectar negativamente a la microbiota intestinal, alterando la composición de las bacterias beneficiosas y contribuyendo potencialmente a problemas gastrointestinales y metabólicos.
- **Riesgo de enfermedades crónicas:** El uso prolongado de edulcorantes artificiales se ha asociado con un mayor riesgo de algunas enfermedades crónicas, aunque los datos no siempre son concluyentes y es necesario seguir investigando.

Estrategias para reconocer y evitar los azúcares ocultos y los edulcorantes artificiales

Adoptar estrategias efectivas para reducir el consumo de azúcares ocultos y edulcorantes artificiales puede mejorar significativamente la calidad de la dieta y la salud en general. Aquí algunos consejos prácticos:

1. **Leer las etiquetas nutricionales:** Es fundamental aprender a interpretar las etiquetas nutricionales y reconocer los distintos nombres de azúcares añadidos y edulcorantes artificiales. Revisar la lista de ingredientes y la cantidad total de azúcares por porción puede ayudar a tomar decisiones más informadas.

2. **Preferir alimentos frescos e integrales:** Optar por frutas, verduras, cereales integrales, legumbres, carne fresca y pescado puede reducir significativamente la exposición a azúcares ocultos y edulcorantes artificiales.

3. **Preparar las comidas en casa:** Cocinar en casa con ingredientes frescos y naturales permite controlar mejor la cantidad de azúcar y edulcorantes en las comidas. Evitar condimentos y salsas preenvasadas, que suelen tener un alto contenido de azúcares ocultos, y preparar versiones caseras puede marcar una gran diferencia.

4. **Limitar el consumo de bebidas azucaradas y dietéticas:** Las bebidas azucaradas son una fuente importante de azúcares añadidos en la dieta. Sustituirlas por agua, té sin azúcar o infusiones de hierbas es una opción saludable. Las bebidas light que contienen edulcorantes artificiales también deben consumirse con moderación.

5. **Elegir edulcorantes naturales:** Optar por edulcorantes naturales como miel, sirope de arce, stevia y azúcar de coco puede ser una mejor opción que los edulcorantes artificiales, aunque es importante consumirlos con moderación para evitar el exceso de azúcar en la dieta.

La presencia de azúcares ocultos y edulcorantes artificiales en los alimentos ultraprocesados representa un desafío importante para la salud pública. Aunque pueden mejorar el sabor y la conservación de los alimentos, sus efectos negativos sobre la salud requieren atención y concienciación por parte de los consumidores. Es imperativo proporcionar información clara y basada en evidencia para ayudar a tomar decisiones alimentarias más informadas y beneficiosas.

6. GRASAS TRANS Y ACEITES HIDROGENADOS

En el panorama de los alimentos ultraprocesados, las grasas trans y los aceites hidrogenados son ingredientes preocupantes para la salud. Es fundamental educar a los consumidores sobre los riesgos asociados con estos tipos de grasas, explicando cómo reconocerlos y evitarlos. En este capítulo, exploraremos la naturaleza de las grasas trans y los aceites hidrogenados, su impacto en la salud y las tácticas para reducir su ingesta.

¿Qué es la hidrogenación?

La hidrogenación es un proceso químico que convierte los aceites líquidos en grasas sólidas o semisólidas. Este proceso implica añadir átomos de hidrógeno a los ácidos grasos insaturados de los aceites vegetales, haciéndolos más estables y prolongando su vida útil. Existen dos tipos de hidrogenación:

1. **Hidrogenación parcial:** Este proceso produce grasas trans, que tienen propiedades físicas similares a las grasas saturadas pero son especialmente perjudiciales para la salud. Las grasas trans no se producen naturalmente en

grandes cantidades y son el resultado directo de la hidrogenación parcial.

2. **Hidrogenación completa:** Este proceso convierte todos los ácidos grasos insaturados en grasas saturadas, sin producir grasas trans. Los aceites completamente hidrogenados son menos comunes y menos dañinos que las grasas trans, pero aún aumentan la ingesta de grasas saturadas en la dieta.

Grasas trans

Las grasas trans son ácidos grasos insaturados con una configuración química específica que las hace particularmente nocivas. Se utilizan ampliamente en la industria alimentaria debido a sus propiedades de conservación y para mejorar la textura y el sabor de los productos.

1. Fuentes comunes de grasas trans:

- Se encuentran principalmente en margarinas, productos comerciales de panadería (como galletas, pasteles y croissants), aperitivos envasados, alimentos fritos y algunos tipos de comida rápida. También pueden estar presentes en algunos productos lácteos y carnes, pero en cantidades mucho menores en comparación con los productos ultraprocesados.

2. Efectos sobre la salud:

- **Enfermedades cardiovasculares:** Las grasas trans aumentan los niveles de colesterol LDL (colesterol "malo") y reducen los niveles de colesterol HDL (colesterol "bueno"), lo que aumenta el riesgo de enfermedades cardiovasculares. Su consumo se ha asociado con un mayor riesgo de infarto de miocardio, ictus y otras cardiopatías.

- **Inflamación:** Las grasas trans pueden promover la inflamación en el organismo, contribuyendo a una serie de enfermedades crónicas como diabetes tipo 2, obesidad y algunas formas de cáncer.
- **Síndrome metabólico:** El consumo de grasas trans se ha relacionado con un mayor riesgo de desarrollar síndrome metabólico, que incluye hipertensión, hiperglucemia, exceso de grasa abdominal y niveles anormales de colesterol y triglicéridos.

Aceites hidrogenados

Los aceites hidrogenados, especialmente los parcialmente hidrogenados, son una fuente primaria de grasas trans en la dieta. Su estabilidad y bajo costo los hacen atractivos para la industria alimentaria, pero su consumo tiene graves implicaciones para la salud.

1. **Uso en la industria alimentaria:** Los aceites hidrogenados se utilizan para prolongar la vida útil de los productos alimentarios y mejorar su consistencia. Son comunes en productos horneados, margarinas, cremas para untar, aperitivos envasados y frituras.
2. **Etiquetado y regulación:** La creciente conciencia sobre los riesgos de las grasas trans ha llevado a una regulación más estricta en muchos países. En Estados Unidos, por ejemplo, la FDA revocó en 2015 el Reconocimiento General de Seguridad (GRAS) para los aceites parcialmente hidrogenados, prohibiendo su uso en alimentos a partir de 2018. En muchos países europeos, existen límites estrictos sobre la cantidad de grasas trans permitidas en los alimentos.

Efectos a largo plazo de las grasas trans y los aceites hidrogenados

El consumo prolongado de grasas trans y aceites hidrogenados está asociado con numerosos efectos negativos para la salud. Además de los riesgos cardiovasculares e inflamatorios, la exposición a largo plazo puede afectar diversos aspectos de la salud metabólica y aumentar el riesgo de enfermedades crónicas.

1. **Obesidad:** Las grasas trans pueden contribuir a la acumulación de grasa visceral, un tipo de grasa corporal asociada con un mayor riesgo de enfermedades cardíacas y metabólicas.
2. **Resistencia a la insulina:** El consumo de grasas trans puede empeorar la sensibilidad a la insulina, aumentando el riesgo de desarrollar diabetes tipo 2.
3. **Riesgo de cáncer:** Algunos estudios sugieren que las grasas trans pueden aumentar el riesgo de ciertos tipos de cáncer, aunque se necesitan más investigaciones para confirmar estos vínculos.

Estrategias para evitar las grasas trans y los aceites hidrogenados

Reducir el consumo de grasas trans y aceites hidrogenados es crucial para mejorar la salud. A continuación, se presentan algunas estrategias prácticas para evitarlos:

1. **Lea las etiquetas:** Verifique la presencia de "aceites parcialmente hidrogenados" en la lista de ingredientes. Aunque la etiqueta nutricional indique 'o gramos de grasas trans', el producto puede contener pequeñas cantidades (menos de 0,5 gramos por porción).
2. **Elija grasas saludables:** Utilice aceites vegetales no hidrogenados como el aceite de oliva, el aceite de aguacate, el aceite de coco y el aceite de linaza. Estos aceites son ricos en grasas insaturadas beneficiosas para la salud.
3. **Evite los alimentos fritos y la bollería industrial:** Limite el consumo de alimentos fritos, aperitivos envasados y bollería comercial. Preparar estos alimentos en casa con ingredientes frescos y saludables es una mejor opción.

4. **Opte por margarinas sin grasas trans:** Si utiliza margarina, elija las que indiquen explícitamente que no contienen grasas trans. Muchos fabricantes han modificado sus fórmulas para eliminar las grasas trans.
5. **Consuma alimentos integrales y no procesados:** Prefiera frutas, verduras, cereales integrales, legumbres, carne magra y pescado fresco. Estos alimentos no contienen grasas trans y son ricos en nutrientes esenciales.

Las grasas trans y los aceites hidrogenados son adversarios ocultos en la alimentación que amenazan nuestra salud con una amplia gama de enfermedades crónicas y afecciones desfavorables. Optar por una dieta rica en alimentos frescos y naturales, y elegir sabiamente al comprar productos envasados, puede marcar una gran diferencia en nuestra salud y reducir el riesgo de enfermedades.

7. OTROS INGREDIENTES ARTIFICIALES Y SU IMPACTO EN LA SALUD

Además de grasas trans, azúcares ocultos y edulcorantes artificiales, los alimentos ultraprocesados suelen contener una variedad de otros ingredientes artificiales. Entre estos se encuentran conservantes, colorantes, aromas artificiales, emulsionantes, estabilizantes y otros aditivos químicos diseñados para mejorar la vida útil, el aspecto y el sabor de los productos alimenticios. Es fundamental que los consumidores conozcan los posibles efectos de estos ingredientes sobre la salud. En este capítulo, exploraremos los principales tipos de ingredientes artificiales que suelen encontrarse en los alimentos ultraprocesados y su impacto en la salud humana.

Conservantes

Los conservantes son sustancias químicas añadidas a los alimentos para prevenir la proliferación de microorganismos y prolongar su vida útil. Aunque son esenciales para evitar el deterioro de los alimentos y las enfermedades transmitidas por alimentos, algunos conservantes pueden tener efectos negativos sobre la salud.

1. Nitritos y nitratos (E249-E252):

- **Uso:** Se utilizan principalmente en carnes procesadas como jamón, salami y salchichas para impedir el crecimiento de bacterias patógenas y dar un color rosado a los productos.
- **Consecuencias para la salud:** Pueden formar nitrosaminas, compuestos cancerígenos, en el cuerpo humano. El consumo excesivo de carnes procesadas que contienen nitritos y nitratos se ha asociado con un mayor riesgo de cáncer de colon y estómago.

2. Sulfitos (E220-E228):

- **Uso:** Se utilizan como conservantes en vinos, frutos secos, conservas y zumos de frutas para evitar la oxidación y el crecimiento microbiano.
- **Repercusiones para la salud:** Pueden provocar reacciones alérgicas en personas sensibles, como ataques de asma y reacciones cutáneas. Algunos estudios sugieren que los sulfitos pueden interferir en la absorción de algunas vitaminas del grupo B.

3. Benzoatos (E210-E213):

- **Uso:** Se emplean en refrescos, zumos de fruta y productos de panadería para evitar el crecimiento de levaduras y mohos.
- **Efectos sobre la salud:** El ácido benzoico y sus sales pueden provocar reacciones alérgicas en algunas personas y, en combinación con la vitamina C, pueden formar benceno, un carcinógeno.

Colorantes artificiales

Los colorantes artificiales se utilizan para mejorar el aspecto visual de los alimentos. Sin embargo, algunos colorantes sintéticos se han relacionado con problemas de salud, especialmente en niños.

1. Tartrazina (E102):

- **Uso:** Se usa en bebidas carbonatadas, productos de confitería, aperitivos y productos horneados para darles un color amarillo.
- **Efectos sobre la salud:** Se asocia con reacciones alérgicas e hiperactividad en los niños. Algunos estudios sugieren una relación con problemas de comportamiento y atención.

2. Rojo Allura AC (E129):

- **Uso:** Utilizado en bebidas, confitería, cereales de desayuno y productos horneados para impartir un color rojo.
- **Efectos sobre la salud:** Estudios en animales han demostrado posibles efectos cancerígenos. También se ha relacionado con reacciones alérgicas e hiperactividad en niños.

3. Azul brillante FCF (E133):

- **Uso:** Utilizado en bebidas, confitería y productos horneados para impartir un color azul.
- **Impacto en la salud:** Algunos estudios han sugerido una posible correlación con problemas de salud como alergias e hiperactividad en niños.

Aromas artificiales

Los aromas artificiales se utilizan para imitar los aromas naturales y mejorar el sabor de los productos alimenticios. Pueden consistir en una sola sustancia química o en una combinación de varias.

1. Vainillina:

- **Uso:** Se utiliza para dar sabor a vainilla en productos horneados, postres, bebidas y helados.
- **Impacto en la salud:** Aunque generalmente se considera seguro, algunas personas pueden desarrollar sensibilidad o alergias a la vainillina sintética.

2. Diacetilo:

- **Uso:** Se utiliza para dar sabor a mantequilla en palomitas de microondas, margarinas y productos horneados.
- **Efectos sobre la salud:** La exposición prolongada al diacetilo puede causar bronquiolitis obliterante, una grave enfermedad pulmonar. La inhalación durante la producción ha mostrado riesgos particulares para los trabajadores de la industria alimentaria.

Emulsionantes y estabilizantes

Los emulsionantes y estabilizantes se añaden para mejorar la consistencia y estabilidad de los productos alimentarios. Pueden evitar la separación de los ingredientes y mejorar la textura de los alimentos ultraprocesados.

1. Lecitina (E322):

- **Uso:** Se utiliza en chocolate, margarinas, productos horneados y lácteos para estabilizar emulsiones.
- **Impacto en la salud:** Generalmente se considera seguro, pero algunas personas pueden tener reacciones alérgicas, especialmente si se deriva de la soja o los huevos.

2. Carboximetilcelulosa (E466):

- **Uso:** Se utiliza en helados, salsas, productos horneados y bebidas para mejorar la consistencia y estabilizar las emulsiones.

- **Impacto en la salud:** Algunos estudios sugieren que puede afectar negativamente a la microbiota intestinal y aumentar la inflamación intestinal.

3. Mono y diglicéridos de ácidos grasos (E471):

- **Uso:** Utilizados en productos horneados, margarinas, helados y postres para mejorar la textura y estabilizar las emulsiones.
- **Efectos sobre la salud:** Aunque se consideran seguros, pueden contener trazas de grasas trans si provienen de aceites parcialmente hidrogenados.

Aditivos controvertidos y riesgos potenciales

Además de los conservantes, colorantes, aromas artificiales, emulsionantes y estabilizantes, hay otros aditivos controvertidos que se utilizan en los alimentos ultraprocesados.

1. Glutamato monosódico (GMS, E621):

- **Uso:** Se utiliza para potenciar el sabor en sopas, salsas, aperitivos salados y platos preparados.
- **Efectos sobre la salud:** Aunque en general se considera seguro, algunas personas manifiestan síntomas como dolores de cabeza, náuseas y sudoración tras consumir grandes cantidades de glutamato monosódico. Este conjunto de síntomas se conoce como «síndrome del restaurante chino».

2. Sulfato de aluminio (E520):

- **Uso:** Se utiliza como agente leudante en algunos productos de panadería.
- **Impacto en la salud:** La exposición prolongada a altas cantidades de aluminio puede ser neurotóxica y se ha

asociado con enfermedades neurodegenerativas como el Alzheimer.

3. Butilhidroxianisol (BHA, E320) y butilhidroxitolueno (BHT, E321):

- **Uso:** Se utilizan como antioxidantes en aperitivos envasados, chicles, patatas fritas y otros productos grasos para prevenir el enranciamiento.
- **Efectos sobre la salud:** Algunos estudios en animales han sugerido que el BHA y el BHT pueden ser cancerígenos e interferir en el sistema endocrino, pero se necesitan más investigaciones para comprender su impacto en los seres humanos.

Estrategias para evitar los ingredientes artificiales

Reducir la exposición a los ingredientes artificiales es posible mediante una serie de estrategias prácticas:

1. **Lea atentamente las etiquetas:** Aprenda a identificar los aditivos artificiales en las listas de ingredientes. Muchos aditivos se indican por sus nombres químicos o códigos E.
2. **Opte por alimentos frescos e integrales:** Consuma alimentos frescos y mínimamente procesados, como frutas, verduras, cereales integrales, legumbres, carne y pescado fresco. Estos alimentos no contienen aditivos artificiales y son ricos en nutrientes esenciales.
3. **Prepare las comidas en casa:** Cocinar en casa con ingredientes frescos le permite controlar los ingredientes y reducir el uso de aditivos artificiales. Evite los condimentos y salsas preenvasados que pueden contener muchos aditivos.
4. **Elija productos ecológicos:** Es menos probable que los alimentos ecológicos contengan aditivos artificiales, ya

que las normas ecológicas limitan el uso de muchos conservantes, colorantes y aromatizantes artificiales.

5. **Prefiera alimentos con etiquetas claras y transparentes:** Elija productos con listas de ingredientes sencillas y fáciles de entender. Evite los productos con largas listas de aditivos e ingredientes artificiales.

Los componentes artificiales presentes en los alimentos ultraprocesados pueden tener un impacto significativo en nuestra salud. Aunque en pequeñas cantidades muchos de estos aditivos se consideran inofensivos, la exposición prolongada puede presentar riesgos sutiles. Es importante entender cómo estos ingredientes pueden afectar nuestra salud a largo plazo. Por esta razón, es útil reconocer y limitar la ingesta de estos elementos y promover una dieta basada en alimentos frescos y saludables.

8. LEER LAS ETIQUETAS NUTRICIONALES

Descifrar las etiquetas de los alimentos es un poco como resolver un rompecabezas, pero no te preocupes, ¡estoy aquí para ayudarte! Es importante que entiendas lo que dice el envase de tus alimentos favoritos. Juntos exploraremos cada línea y cada valor nutricional, aprendiendo a reconocer aquellos ingredientes que podrían ocultar riesgos insidiosos para la salud. ¡Prepárate para convertirte en un experto detective de la comida!

Estructura de las etiquetas nutricionales

Las etiquetas nutricionales están diseñadas para proporcionar información clave sobre el contenido de un alimento. Estas son las secciones principales que encontrarás en una etiqueta típica:

1. **Declaración nutricional:**

- **Porción:** La cantidad de alimento que constituye una sola porción y el número de porciones por envase.
- **Calorías:** El aporte calórico por porción.
- **Macronutrientes:** Información sobre grasas totales, grasas saturadas, grasas trans, colesterol, sodio, carbohidratos

totales, fibra alimentaria, azúcares totales, azúcares
añadidos y proteínas.

- **Micronutrientes:** Vitaminas y minerales, a menudo
expresados como porcentaje del valor diario (% VD).

2. Lista de ingredientes:

- Lista de ingredientes en orden descendente por peso.

3. Información adicional:

- Declaraciones nutricionales y de propiedades saludables,
como «sin grasas trans» o «bajo en sodio».

Descifrar la declaración nutricional

La declaración nutricional ofrece una visión rápida del contenido
en nutrientes de un alimento. Comprender esta información es
crucial para evaluar la calidad nutricional de un producto.

1. Porciones y calorías:

- **Porción:** Verifica siempre el tamaño de la porción. Muchos
envases contienen más de una ración, por lo que es
importante ajustar la información nutricional al número
de porciones consumidas.
- **Calorías:** Las calorías indican la energía aportada por los
alimentos. Aunque las calorías no son el único indicador
de la calidad nutricional, es útil controlar la ingesta para
mantener un equilibrio energético.

2. Grasas totales, saturadas y trans:

- **Grasa total:** Incluye todos los tipos de grasa presentes en
el alimento. Es importante distinguir entre grasas
saturadas e insaturadas.

- **Grasas saturadas:** Se asocian a un mayor riesgo de enfermedades cardiovasculares. Es aconsejable limitar su ingesta.
- **Grasas trans:** Estas grasas son especialmente perjudiciales y deben evitarse en la medida de lo posible.

3. Colesterol y sodio:

- **Colesterol:** Algunos estudios sugieren que una ingesta elevada de colesterol puede aumentar el riesgo de enfermedad cardíaca. Sin embargo, investigaciones recientes indican que el colesterol dietético tiene menos impacto en el colesterol sanguíneo que las grasas saturadas y trans.
- **Sodio:** El consumo elevado de sodio se asocia con la hipertensión y las enfermedades cardiovasculares. Se recomienda mantener la ingesta de sodio por debajo de 2,300 mg al día.

4. Carbohidratos totales, fibra y azúcares:

- **Carbohidratos totales:** Incluyen azúcares, fibra y almidones.
- **Fibra dietética:** Esencial para la salud digestiva y la regulación de los niveles de azúcar en sangre. Una dieta rica en fibra se asocia a un menor riesgo de enfermedades crónicas.
- **Azúcares totales y azúcares añadidos:** Los azúcares totales incluyen los presentes de forma natural y los añadidos. Los azúcares añadidos deben limitarse para reducir el riesgo de obesidad, diabetes y enfermedades cardíacas.

5. Proteínas:

- **Proteínas:** Son esenciales para el crecimiento, la reparación y el mantenimiento de los tejidos corporales. Evaluar la calidad y cantidad de proteínas puede ayudar á mantener un equilibrio nutricional adecuado.

6. Vitaminas y minerales:

- **Micronutrientes:** La presencia de vitaminas y minerales como la vitamina D, el calcio, el hierro y el potasio es importante para la salud general. El porcentaje del valor diario (% VD) indica cuánto contribuye una porción a la ingesta diaria recomendada.

Interpretar la lista de ingredientes

La lista de ingredientes es otra parte crucial de la etiqueta nutricional. Los ingredientes se enumeran en orden descendente por peso, por lo que los primeros elementos de la lista son los que están presentes en mayor cantidad.

1. Ingredientes artificiales y aditivos:

- **Conservantes:** Como nitritos, nitratos, sulfitos y benzoatos. Estos ingredientes pueden tener efectos negativos para la salud y deben limitarse.
- **Colorantes y aromatizantes artificiales:** Como la tartrazina, el rojo AC allura, la vainillina y el diacetilo. Pueden asociarse a reacciones alérgicas y otros problemas de salud.
- **Emulsionantes y estabilizantes:** Como la lecitina, la carboximetilcelulosa y los mono- y diglicéridos de ácidos grasos. Pueden influir negativamente en la microbiota intestinal y aumentar la inflamación.

2. Azúcares ocultos y edulcorantes artificiales:

- **Azúcares ocultos:** A menudo denominados con diferentes nombres como jarabe de maíz de alta fructosa, dextrosa, maltosa, sacarosa y otros.
- **Edulcorantes artificiales:** Como el aspartame, la sucralosa, el acesulfame K y la stevia. Aunque suelen considerarse seguros, pueden tener efectos secundarios y afectar la percepción del sabor dulce.

3. Grasas y aceites:

- **Grasas trans y aceites hidrogenados:** Se presentan como «aceites parcialmente hidrogenados» en la lista de ingredientes. Es aconsejable evitarlos por completo.
- **Grasas saturadas:** Suelen proceder de ingredientes como el aceite de palma y la mantequilla.

Información adicional en la etiqueta

Además de la declaración nutricional y la lista de ingredientes, las etiquetas de los alimentos pueden incluir otra información útil:

1. Declaraciones nutricionales y de salud:

- **Declaraciones:** Afirmaciones como «sin grasas trans», «bajo en sodio» o «alto contenido en fibra». Es importante verificar la exactitud de estas declaraciones comparándolas con la declaración nutricional.

2. Certificaciones y sellos de calidad:

- **Certificaciones ecológicas:** Afirmaciones como «ecológico» u «orgánico» pueden indicar una menor presencia de aditivos artificiales.
- **Sellos de calidad:** Como los emitidos por asociaciones nutricionales u organismos de control alimentario, que pueden garantizar normas de calidad y seguridad.

Estrategias prácticas para leer las etiquetas

Estas son algunas estrategias prácticas para mejorar la lectura de las etiquetas nutricionales y elegir los alimentos con mayor conocimiento de causa:

1. Céntrate en los ingredientes principales:

- Verifica los tres primeros ingredientes para tener una idea clara de la composición del alimento.
- Evita los productos con largas listas de ingredientes, especialmente aquellos que contienen muchos aditivos químicos.

2. Compara productos:

- Compara las etiquetas de productos similares para elegir el que tenga un mejor perfil nutricional.
- Prefiere los productos con menos azúcares añadidos, grasas saturadas y sodio.

3. Presta atención a las porciones:

- Sé consciente del tamaño de las porciones y ajusta la información nutricional a la cantidad realmente consumida.

4. Investiga los ingredientes desconocidos:

- Utiliza recursos en línea o aplicaciones para identificar y comprender los aditivos alimentarios que aparecen en las etiquetas.
- Evita los ingredientes sospechosos o potencialmente dañinos.

Leer las etiquetas de los alimentos es como tener un mapa para navegar por el mundo de la nutrición. Cada dato que contienen es una pieza valiosa para entender lo que estamos metiendo en nuestro cuerpo. Te animo a que aprendas esta habilidad fundamental, porque te hará más consciente de tus elecciones alimentarias. Juntos, podemos descifrar los secretos que se esconden detrás de esas listas de ingredientes y ayudar a tu cuerpo a obtener el combustible que necesita para funcionar al máximo.

9. IDENTIFICACIÓN DE INGREDIENTES SOSPECHOSOS

Cuando se trata de elegir alimentos saludables y mínimamente procesados, leer las etiquetas nutricionales es solo el primer paso. También es esencial aprender a identificar los ingredientes sospechosos que a menudo se ocultan en los alimentos ultraprocesados. Mi objetivo principal es ayudarte a desarrollar una conciencia crítica sobre los ingredientes de los productos que consumimos a diario. Juntos exploraremos cómo reconocer estos ingredientes sospechosos y comprender su impacto en nuestra salud.

I. Aditivos alimentarios (Qué son y por qué se utilizan)

Los aditivos alimentarios son sustancias añadidas a los alimentos para mejorar su conservación, apariencia, sabor o textura. Aunque muchos aditivos están aprobados por las autoridades sanitarias, algunos pueden tener efectos adversos para la salud, especialmente si se consumen en grandes cantidades o durante períodos prolongados.

- **Conservantes:** Se utilizan para prolongar la vida útil de los alimentos al prevenir el crecimiento de microorganismos. Entre los conservantes más comunes se encuentran los

nitratos y nitritos (presentes en carnes procesadas) y el
BHA/BHT (utilizado en cereales y aperitivos). El consumo
excesivo de estos conservantes se ha asociado con
problemas de salud como trastornos digestivos y, en
algunos estudios, con un mayor riesgo de cáncer.
- **Colorantes artificiales**: Se añaden para mejorar la
apariencia visual de los alimentos. Colorantes como la
tartrazina y el rojo allura se encuentran frecuentemente
en caramelos, bebidas y productos de panadería. Algunos
colorantes artificiales se han relacionado con reacciones
alérgicas y hiperactividad en los niños.
- **Aromas artificiales**: Se utilizan para impartir sabores
específicos que no provienen naturalmente de los
ingredientes del producto. El uso de aromatizantes
artificiales puede enmascarar la mala calidad de los
ingredientes básicos y, en algunos casos, provocar
reacciones alérgicas o intolerancias.

2. Azúcares añadidos y edulcorantes artificiales

Los azúcares añadidos son uno de los ingredientes más comunes
en los alimentos ultraprocesados. Se utilizan para mejorar el sabor,
aumentar la palatabilidad y prolongar la vida útil.

- **Azúcares ocultos**: A menudo se presentan bajo nombres
como jarabe de maíz de alta fructosa, dextrosa, maltosa y
azúcar invertido. El consumo excesivo de azúcares
añadidos se ha asociado con un mayor riesgo de obesidad,
diabetes tipo 2, enfermedades cardiovasculares y caries
dentales.
- **Edulcorantes artificiales**: Sustitutos del azúcar como el
aspartamo, la sucralosa y el acesulfamo K se utilizan
ampliamente en bebidas dietéticas y productos bajos en
calorías. Aunque en general se consideran seguros,
algunos estudios sugieren que pueden alterar la flora

intestinal y afectar negativamente al metabolismo y a la regulación del apetito.

3. Grasas trans y aceites hidrogenados

Las grasas trans, presentes en muchos alimentos ultraprocesados, son conocidas por sus efectos negativos sobre la salud cardiovascular.

- **Grasas trans:** Formadas mediante el proceso de hidrogenación de aceites vegetales, suelen encontrarse en margarinas, bollería industrial, aperitivos envasados y alimentos fritos. El consumo de grasas trans está estrechamente relacionado con el aumento de los niveles de colesterol LDL (colesterol malo) y un mayor riesgo de enfermedades cardiovasculares y accidentes cerebrovasculares.
- **Aceites hidrogenados:** Se utilizan para mejorar la textura y prolongar la vida útil de los alimentos. Estos aceites también pueden contener grasas trans y deben evitarse en la medida de lo posible.

4. Emulgentes, estabilizantes y agentes de carga

Estos aditivos se utilizan para mejorar la consistencia y estabilidad de los productos alimentarios.

- **Emulgentes:** Como la lecitina de soja y los mono- y diglicéridos de ácidos grasos, se utilizan para evitar la separación de los ingredientes. Algunos estudios sugieren que los emulgentes pueden alterar la barrera intestinal y contribuir a afecciones inflamatorias.
- **Estabilizantes y agentes de carga:** Como la goma xantana y la carragenina, se añaden para mantener la consistencia y aumentar el volumen de los alimentos. Estos aditivos pueden causar molestias gastrointestinales en personas sensibles.

5. Sal y potenciadores del sabor

La sal y los potenciadores del sabor, como el glutamato monosódico (MSG), se utilizan para mejorar el sabor de los alimentos.

- **Sal:** El consumo excesivo de sal está relacionado con la hipertensión arterial y un mayor riesgo de enfermedades cardiovasculares. Los alimentos ultraprocesados suelen contener grandes cantidades de sal para mejorar su sabor y prolongar su vida útil.
- **Glutamato monosódico (MSG):** Se utiliza para realzar el sabor umami en alimentos envasados, aperitivos salados y platos precocinados. Algunas personas reportan síntomas como dolores de cabeza y náuseas tras consumir MSG, aunque la investigación científica no es concluyente.

Aprender a identificar los ingredientes sospechosos en los alimentos ultraprocesados es crucial para elegir productos con mayor conocimiento y mejorar nuestra salud a largo plazo. Al leer atentamente las etiquetas de los alimentos y conocer las implicaciones de los diferentes aditivos, podemos evitar sustancias potencialmente nocivas y optar por alimentos más frescos y naturales. Mi consejo es preferir alimentos mínimamente procesados, elaborados con ingredientes frescos y naturales. Evitar los productos con largas listas de ingredientes, muchos de ellos difíciles de pronunciar, es un paso importante hacia una dieta más saludable. La conciencia es el primer paso hacia el cambio, y cada elección alimentaria informada que hacemos ayuda a construir una base sólida para nuestra salud y bienestar a largo plazo.

10. IMPORTANCIA DE LA LISTA DE INGREDIENTES FRENTE A LOS VALORES NUTRICIONALES

En el ámbito de la nutrición y la dietética, comprender plenamente la composición de los alimentos que consumimos es esencial para mantener una buena salud. Muchos consumidores tienden a centrarse exclusivamente en los valores nutricionales de la etiqueta, como calorías, grasas, proteínas e hidratos de carbono, descuidando la lista de ingredientes. Sin embargo, es esta lista la que a menudo revela la verdadera calidad del alimento y la presencia de ingredientes potencialmente nocivos. En este capítulo, te guiaré a través de la importancia de la lista de ingredientes en comparación con los valores nutricionales y cómo utilizarla para tomar decisiones alimentarias más informadas y saludables.

La diferencia entre la lista de ingredientes y los valores nutricionales

- **Valores nutricionales:** Los valores nutricionales proporcionan información cuantitativa sobre el contenido de macronutrientes y micronutrientes de un alimento, como calorías, grasas, hidratos de carbono, proteínas, vitaminas y minerales. Estos valores son importantes para comprender la contribución nutricional del alimento a nuestras necesidades diarias.

• **Lista de ingredientes**: La lista de ingredientes enumera todas las sustancias utilizadas en la producción del alimento, en orden descendente de peso. Esta lista revela la calidad de los ingredientes, la presencia de aditivos, conservantes, colorantes y otros componentes que pueden afectar nuestra salud.

Por qué es crucial la lista de ingredientes

1. Calidad de los ingredientes:

• La lista de ingredientes revela la calidad general del alimento. Un producto que contiene principalmente ingredientes naturales e integrales suele ser más saludable que otro que contiene una larga lista de aditivos artificiales y sustancias químicas. Por ejemplo, un pan integral que solo contenga harina integral, agua, levadura y sal es preferible a otro que incluya jarabe de glucosa, mono y diglicéridos de ácidos grasos y conservantes.

2. Reconocimiento de aditivos y conservantes:

• Muchos alimentos ultraprocesados contienen aditivos y conservantes que pueden tener efectos negativos para la salud. La presencia de ingredientes como nitritos, benzoatos, colorantes artificiales y aromatizantes sintéticos puede indicar que se trata de un alimento altamente procesado. Aunque las cantidades de estos aditivos pueden ser pequeñas y considerarse seguras, la exposición acumulada puede ser preocupante, especialmente para personas sensibles o niños.

3. Azúcares y edulcorantes ocultos:

- Los azúcares ocultos son una de las principales preocupaciones en los alimentos ultraprocesados. Ingredientes como el jarabe de maíz de alta fructosa, la maltodextrina y la sacarosa pueden no ser reconocidos inmediatamente como azúcares por los consumidores. Un alimento puede parecer nutricionalmente equilibrado en términos de calorías y macronutrientes, pero contener cantidades significativas de azúcares añadidos que pueden contribuir a problemas como la obesidad y la diabetes.

4. Grasas poco saludables:

- La lista de ingredientes puede revelar la presencia de grasas trans y aceites hidrogenados, perjudiciales para la salud cardiovascular. Aunque los valores nutricionales indican el contenido total de grasas, no siempre especifican la calidad de estas. Deben evitarse ingredientes como el "aceite parcialmente hidrogenado", ya que aumentan el riesgo de enfermedades cardíacas.

5. Ingredientes sospechosos y alérgenos:

- La lista de ingredientes es crucial para identificar alérgenos e ingredientes a los que pueda ser intolerante. Muchos alimentos procesados contienen trazas de soja, gluten, productos lácteos y frutos secos, que pueden no ser evidentes solo a partir de los valores nutricionales.

Cómo analizar la lista de ingredientes

- **Orden de los ingredientes:** Los ingredientes se describen por orden de peso. Por lo tanto, los ingredientes principales estarán al principio de la lista. Si los primeros ingredientes son azúcar, grasa o aditivos artificiales, es una señal de alerta.

- **Longitud de la lista:** Una lista larga de ingredientes puede indicar que se trata de un alimento altamente procesado. Los alimentos integrales y naturales suelen tener listas de ingredientes más cortas y sencillas. Por ejemplo, un yogur natural puede contener solo leche y cultivos lácteos, mientras que un yogur aromatizado puede incluir azúcares añadidos, colorantes, conservantes y aromas artificiales.
- **Nombres técnicos y códigos E:** Familiarizarse con los nombres técnicos de los aditivos y los códigos E puede ayudar a identificar los ingredientes menos saludables. Por ejemplo, E621 es el código del glutamato monosódico (MSG), un potenciador del sabor que puede provocar dolores de cabeza y otros síntomas en algunas personas.
- **Palabras clave:** Palabras como "hidrogenado", "parcialmente hidrogenado", "jarabe", "concentrado" y "aislado" suelen indicar la presencia de ingredientes artificiales y menos saludables. El "aceite parcialmente hidrogenado" es sinónimo de grasas trans, mientras que el "jarabe de maíz" es un indicador de azúcares añadidos.

Ejemplos prácticos de análisis de listas de ingredientes

- **Etiqueta de un pan integral:**

  - Ingredientes: Harina de trigo integral, agua, levadura, sal, jarabe de glucosa-fructosa, emulgente (E471), conservante (E282).
  - Análisis: Aunque el pan lleva la etiqueta "integral", la presencia de jarabe de glucosa-fructosa y aditivos como emulgentes y conservantes indica que el producto está altamente procesado. Un pan integral de alta calidad solo debería contener ingredientes básicos como harina integral, agua, levadura y sal.

- **Etiqueta de zumo de frutas:**

- Ingredientes: Agua, azúcar, zumo de naranja concentrado, ácido cítrico, aroma natural.
- Análisis: El agua y el azúcar como primeros ingredientes indican que el producto está muy diluido y contiene azúcar añadido. Aunque los aromas son naturales, el ácido cítrico como conservante puede no ser necesario en un zumo de fruta puro.

- **Etiqueta de una barrita de cereales:**

  - Ingredientes: Copos de avena, jarabe de maíz, azúcar, aceite de palma, cacao en polvo, leche desnatada en polvo, sal, aromas artificiales.
  - Análisis: La presencia de jarabe de maíz y azúcar en la parte superior indica un alto contenido de azúcar añadido. El aceite de palma es una grasa saturada, y los aromas artificiales pueden ocultar ingredientes artificiales no especificados.

La lista de ingredientes ofrece una visión más completa y precisa de la calidad de un alimento que los meros valores nutricionales. Saber leer e interpretar esta lista es esencial para elegir alimentos saludables y con conocimiento de causa. Espero que esta información te ayude a convertirte en un consumidor más informado, capaz de reconocer y evitar los alimentos ultraprocesados que pueden esconder insospechados enemigos para nuestra salud. Sigue explorando, haciendo preguntas y eligiendo alimentos que realmente nutran tu cuerpo.

11. EJEMPLOS PRÁCTICOS DE ANÁLISIS DE ETIQUETAS

Identificar y comprender los ingredientes de los alimentos ultraprocesados es esencial para tomar decisiones alimentarias informadas. En este capítulo, veremos ejemplos prácticos de etiquetas de alimentos para que puedas aprender a reconocer los ultraprocesados y entender qué ingredientes debes evitar.

1. Barrita de cereales:

Las barritas de cereales suelen considerarse un tentempié saludable, pero muchas contienen azúcar añadido y otros ingredientes poco recomendables. Examinemos la etiqueta de una barrita de cereales típica:

- **Ingredientes:** Copos de avena, jarabe de maíz, azúcar, aceite de palma, cacao en polvo, leche desnatada en polvo, sal, aromas artificiales.

Análisis:

- **Copos de avena:** Ingrediente saludable y rico en fibra.

- **Jarabe de maíz y azúcar:** Dos formas de azúcares
  añadidos que indican un alto contenido en azúcar, lo que
  puede provocar picos glucémicos y aumento de peso.
- **Aceite de palma:** Una grasa saturada que, aunque natural,
  se asocia con problemas de salud cardiovascular y con la
  deforestación.
- **Cacao en polvo:** Puede ser saludable, pero en este caso,
  probablemente se usa en pequeñas cantidades en
  comparación con los azúcares.
- **Leche desnatada en polvo:** Añade proteínas y calcio, pero
  puede no ser necesaria en una barrita de cereales.
- **Sal:** Se utiliza para realzar el sabor, pero debe consumirse
  con moderación.
- **Aromas artificiales:** Indica que el producto contiene
  ingredientes sintéticos, que pueden tener efectos negativos
  para la salud.

Esta barrita de cereales contiene varios azúcares añadidos e ingredientes artificiales, por lo que es menos saludable que una barrita casera con ingredientes sencillos como avena, frutos secos y fruta deshidratada.

2. Zumo de frutas:

Los zumos de fruta suelen percibirse como una alternativa saludable a las bebidas azucaradas, pero muchos contienen azúcares añadidos y aromas artificiales. Veamos la etiqueta de un zumo de naranja comercial:

- **Ingredientes:** Agua, azúcar, zumo de naranja
  concentrado, ácido cítrico, aromas naturales.

Análisis:

- **Agua:** Primer ingrediente, indica que el producto está muy
  diluido.

- **Azúcar:** Se añade para endulzar, contribuye a la ingesta de calorías sin aportar nutrientes esenciales.
- **Zumo de naranja concentrado:** Menos nutritivo que el zumo fresco, pierde algunas vitaminas y fibra durante el proceso de concentración.
- **Ácido cítrico:** Utilizado como conservante y regulador de la acidez, suele ser seguro pero puede indicar un producto menos natural.
- **Aromas naturales:** Aunque proceden de fuentes naturales, indican que el producto no tiene el auténtico sabor del zumo fresco.

Este zumo es un ejemplo de cómo los productos comerciales pueden parecer saludables pero contener azúcares añadidos e ingredientes menos recomendables que el zumo fresco. Optar por zumos 100% de fruta sin azúcares añadidos o zumos caseros es una mejor opción.

3. Yogures de frutas:

Los yogures de frutas suelen contener azúcares añadidos y aromas artificiales. Veamos un ejemplo:

- **Ingredientes:** Leche desnatada, azúcar, puré de fresa, almidón modificado, aroma natural, colorante E120, enzimas lácteas.

Análisis:

- **Leche desnatada:** Fuente de proteínas y calcio, pero sin grasa.
- **Azúcar:** Añadido para endulzar, contribuye al exceso de azúcar en la dieta.
- **Puré de fresa:** Añade sabor y algunas vitaminas, pero a menudo en menor cantidad que el azúcar.

- **Almidón modificado:** Utilizado para mejorar la textura, es un ingrediente procesado.
- **Aroma natural:** Potencia el sabor, pero indica que el producto no tiene un sabor auténtico derivado únicamente de la fruta.
- **Colorante E120:** Es un colorante natural (cochinilla), pero puede provocar reacciones alérgicas en algunas personas.
- **Fermentos lácticos:** Son beneficiosos para la salud intestinal, pero también están presentes en el yogur natural sin azúcares añadidos.

Este yogur de frutas contiene azúcar añadido y otros ingredientes artificiales que lo hacen menos saludable que un yogur natural al que se le añade fruta fresca.

4. Pan integral envasado:

El pan integral suele considerarse una opción más saludable que el pan blanco, pero algunos tipos pueden contener aditivos y azúcares añadidos. Veamos la etiqueta de un pan integral comercial:

- **Ingredientes:** Harina de trigo integral, agua, jarabe de glucosa-fructosa, levadura, sal, emulsionante (E471), conservante (E282).

Análisis:

- **Harina de trigo integral:** Ingrediente saludable y rico en fibra.
- **Agua:** Necesaria para la elaboración del pan.
- **Jarabe de glucosa-fructosa:** Azúcar añadido que no es necesario en un pan integral y puede contribuir a los picos glucémicos.
- **Levadura:** Utilizada para leudar, es un ingrediente habitual en el pan.

- **Sal:** Necesaria para el sabor, pero debe consumirse con moderación.
- **Emulsionante (E471):** Utilizado para mejorar la textura, es un ingrediente artificial.
- **Conservante (E282):** Utilizado para prolongar la vida útil, puede provocar reacciones adversas en algunas personas.

Aunque este pan integral contiene harina integral, incluye azúcares añadidos e ingredientes artificiales. Un pan integral hecho en casa o comprado en una panadería artesanal suele contener solo harina integral, agua, levadura y sal.

5. Aperitivos envasados:

Los aperitivos envasados, como las patatas fritas o las galletas saladas, pueden parecer cómodos, pero a menudo contienen ingredientes artificiales y grasas poco saludables. Analicemos la etiqueta de un paquete de patatas fritas:

- **Ingredientes:** Patata, aceite de palma, sal, aroma de queso (aromas naturales y artificiales, lactosa, proteína de leche, glutamato monosódico), colorante E160c.

Análisis:

- **Patata:** Ingrediente principal, pero a menudo frito.
- **Aceite de palma:** Grasa saturada asociada con problemas de salud cardiovascular.
- **Sal:** Se utiliza para realzar el sabor, pero debe consumirse con moderación.
- **Aroma de queso:** Compuesto de aromatizantes naturales y artificiales, lactosa, proteína de leche y glutamato monosódico (GMS), un potenciador del sabor que puede provocar reacciones adversas.
- **Colorante E160c:** Colorante natural (pimentón), generalmente inocuo.

Este aperitivo envasado contiene grasas saturadas e ingredientes artificiales, lo que lo convierte en una opción menos saludable que los aperitivos preparados en casa con ingredientes frescos y naturales.

Leer y analizar las etiquetas de los alimentos es clave para reconocer y evitar los alimentos excesivamente procesados. Conocer los ingredientes de los productos que consumimos nos permite tomar decisiones más informadas y saludables. A través de estos ejemplos prácticos, espero ayudarte a desarrollar una visión crítica hacia las etiquetas de los alimentos, fomentando una dieta basada en productos menos procesados.

12. IMPACTO EN LA SALUD CARDIOVASCULAR

Como nutricionista, he tenido la oportunidad de observar de cerca y estudiar los efectos de los alimentos ultraprocesados en la salud cardiovascular. Los alimentos ultraprocesados son aquellos que han sido sometidos a un procesamiento industrial intensivo y contienen numerosos aditivos, conservantes, colorantes e ingredientes artificiales. Su presencia creciente en la dieta moderna ha generado una gran preocupación por sus efectos en la salud, especialmente en la salud cardiaca. En este capítulo, examinaremos detalladamente cómo afectan estos alimentos al sistema cardiovascular, explorando las pruebas científicas disponibles y proporcionando consejos prácticos para reducir el riesgo de enfermedades cardíacas.

Mecanismos del daño cardiovascular

Los alimentos ultraprocesados pueden afectar la salud cardiovascular a través de varios mecanismos, como el aumento de los niveles de colesterol, la inflamación, la hipertensión y el aumento de peso. Veamos en detalle cada uno de estos aspectos.

1 Aumento de los niveles de colesterol:

- **Grasas trans:** Uno de los ingredientes más perjudiciales en los alimentos ultraprocesados son las grasas trans, a menudo denominadas aceites parcialmente hidrogenados. Estas grasas elevan el colesterol LDL (colesterol malo) y reducen el colesterol HDL (colesterol bueno), contribuyendo a la aterosclerosis, un proceso de endurecimiento y estrechamiento de las arterias que aumenta el riesgo de infartos y accidentes cerebrovasculares.
- **Grasas saturadas:** Muchos alimentos procesados también contienen altas cantidades de grasas saturadas, que pueden aumentar el colesterol total y LDL, agravando aún más el riesgo de enfermedades cardiovasculares.

2. Inflamación:

- **Aditivos y conservantes:** Ingredientes como los nitritos y nitratos, utilizados frecuentemente para conservar las carnes procesadas, se asocian con una inflamación crónica que puede dañar las arterias y el corazón.
- **Azúcares añadidos:** El alto contenido de azúcar en los alimentos ultraprocesados puede promover la inflamación, contribuyendo a la resistencia a la insulina y la diabetes, ambos factores de riesgo para enfermedades cardiovasculares.

3. Hipertensión:

- **Alto contenido en sodio:** Muchos alimentos ultraprocesados tienen un alto contenido en sodio, lo que puede provocar un aumento de la presión arterial (hipertensión). La hipertensión es un importante factor de riesgo para infartos, accidentes cerebrovasculares e insuficiencia cardíaca.

4. Aumento de peso:

- **Densidad calórica:** Los alimentos procesados tienden a ser de alta densidad calórica y bajos en nutrientes esenciales, lo que lleva al aumento de peso y la obesidad, factores de riesgo significativos para enfermedades cardiovasculares.
- **Baja sensación de saciedad:** Estos alimentos suelen estar formulados para ser altamente apetecibles, lo que conduce a un consumo excesivo y, en consecuencia, al aumento de peso.

Pruebas científicas

Numerosos estudios han documentado los efectos negativos de los alimentos ultraprocesados sobre la salud cardiovascular. Veamos algunas de las investigaciones más significativas.

1. Estudio PURE (Prospective Urban Rural Epidemiology):

- Este estudio internacional examinó las dietas de más de 135,000 personas en 18 países. Los resultados mostraron que el consumo elevado de alimentos procesados se asocia con un mayor riesgo de enfermedades cardiovasculares y mortalidad. En particular, se demostró que los alimentos ricos en azúcares añadidos y grasas saturadas tienen el mayor impacto negativo.

2. Estudio EPIC (Investigación Prospectiva Europea sobre Cáncer y Nutrición):

- Un análisis de más de 500,000 participantes demostró que el consumo elevado de alimentos ultraprocesados se correlaciona con un riesgo significativamente mayor de enfermedades cardíacas y accidentes cerebrovasculares. Los autores atribuyeron estos efectos al alto contenido en sodio, azúcares añadidos y grasas trans de los alimentos ultraprocesados.

3. Metaanálisis sobre las grasas trans:

- Varios metaanálisis han concluido que la ingesta de grasas trans está estrechamente relacionada con un mayor riesgo de enfermedades cardiovasculares. La Organización Mundial de la Salud (OMS) recomienda eliminar las grasas trans de la dieta para mejorar la salud cardiovascular a nivel global.

Estrategias para reducir el consumo de alimentos ultraprocesados

Reducir el consumo de alimentos ultraprocesados es un paso crucial para mejorar la salud cardiovascular. Aquí algunas estrategias prácticas para lograrlo:

1. Cocinar en casa:

- **Ingredientes frescos e integrales:** Preparar las comidas en casa con ingredientes frescos e integrales permite controlar mejor la calidad y cantidad de los ingredientes utilizados.
- **Recetas sencillas:** Adopte recetas simples y naturales que realcen el sabor de los ingredientes sin necesidad de añadir aditivos ni conservantes.

2. Lectura atenta de las etiquetas:

- **Evite ingredientes sospechosos:** Lea detenidamente las etiquetas para evitar productos que contengan grasas trans, azúcares añadidos, alto contenido en sodio y aditivos artificiales.
- **Ingredientes naturales:** Prefiera productos con listas de ingredientes cortas y compuestas por ingredientes naturales y fácilmente reconocibles.

3. Elección consciente de los alimentos:

- **Alimentos no procesados:** Fomente el consumo de frutas, verduras, cereales integrales, legumbres, frutos secos y semillas, que son naturalmente ricos en nutrientes y bajos en sustancias nocivas.
- **Alimentos mínimamente procesados:** Cuando elija alimentos envasados, opte por los mínimamente procesados, como el yogur natural, el pan integral sin azúcar añadido y los aperitivos de frutos secos sin sal.

4. Educación nutricional:

- **Infórmese:** Informarse sobre los efectos negativos de los alimentos ultraprocesados y las alternativas más saludables puede ayudarle a elegir mejor sus alimentos.
- **Asesoramiento profesional:** Consulte a un nutricionista o dietista para obtener asesoramiento personalizado y apoyo para mejorar su dieta.

El impacto de los alimentos ultraprocesados en la salud del corazón es realmente significativo. Estos alimentos, repletos de grasas trans, azúcares añadidos, sodio y aditivos artificiales, dañan el sistema cardiovascular y aumentan el riesgo de enfermedades cardíacas, accidentes cerebrovasculares y otras afecciones crónicas. Reducir el consumo de estos alimentos y optar por alimentos frescos e integrales es una estrategia eficaz para mejorar la salud del corazón y prevenir las enfermedades cardiovasculares.

13. RELACIÓN CON LA OBESIDAD Y LA DIABETES

En este capítulo, quiero explorar cómo los alimentos ultraprocesados están estrechamente relacionados con el aumento de la obesidad y la diabetes, dos de las epidemias de salud pública más graves de nuestro tiempo. Comprender esta relación es esencial para tomar decisiones informadas sobre nuestra dieta y mejorar nuestra salud a largo plazo.

Alimentos ultraprocesados y obesidad

La obesidad es una enfermedad compleja y multifactorial, pero existe un creciente consenso sobre el papel fundamental de los alimentos ultraprocesados en su desarrollo. Los alimentos ultraprocesados son aquellos que han sido sometidos a múltiples procesos industriales y contienen ingredientes que difícilmente encontraríamos en nuestras cocinas, como aditivos, conservantes, sabores artificiales y grandes cantidades de azúcar, sal y grasas trans.

Densidad calórica y saciedad

Uno de los principales problemas de los alimentos ultraprocesados es su alta densidad calórica combinada con una baja capacidad de saciedad. Esto significa que estos alimentos aportan muchas calorías por gramo, pero no sacian adecuadamente el apetito. Una comida típica compuesta por alimentos ultraprocesados es alta en calorías pero baja en nutrientes esenciales, fibra y proteínas, que son cruciales para inducir una sensación de saciedad. Este desequilibrio conduce a un consumo excesivo de calorías, contribuyendo al aumento de peso.

Efecto sobre el metabolismo

Además de la densidad calórica, los alimentos ultraprocesados pueden alterar el metabolismo. Los azúcares añadidos y las grasas trans presentes en estos alimentos pueden provocar respuestas inflamatorias en el organismo, alterar el metabolismo de los lípidos y contribuir a la acumulación de grasa abdominal, un conocido factor de riesgo para enfermedades metabólicas. Además, la rápida digestión de los carbohidratos refinados provoca picos de azúcar e insulina en sangre, que con el tiempo pueden causar resistencia a la insulina, precursora de la diabetes tipo 2.

Alimentos ultraprocesados y diabetes

La diabetes tipo 2 es una enfermedad crónica que se desarrolla cuando el organismo se vuelve resistente a la insulina o no produce suficiente insulina para mantener niveles normales de glucosa en sangre. Varios estudios han demostrado una correlación significativa entre la ingesta de alimentos ultraprocesados y un mayor riesgo de desarrollar diabetes tipo 2.

Carga glucémica y resistencia a la insulina

Los alimentos ultraprocesados suelen tener un índice glucémico (IG) y una carga glucémica (CG) elevados, lo que significa que pueden aumentar rápidamente los niveles de azúcar en sangre después de una comida. El consumo habitual de estos alimentos provoca frecuentes picos glucémicos y posteriores descensos, lo que pone a prueba el sistema regulador de la glucosa. Este estrés continuo puede provocar una reducción de la sensibilidad a la insulina, un factor clave en el desarrollo de la diabetes tipo 2.

Efectos de los azúcares añadidos

Los azúcares añadidos, especialmente los que se encuentran en las bebidas azucaradas, dulces y productos de repostería ultraprocesados, son particularmente perjudiciales. No solo contribuyen a una ingesta calórica elevada, sino que también alteran el metabolismo de la glucosa y los lípidos. Un estudio publicado en el British Medical Journal demostró que un aumento del 10% en la ingesta de azúcares añadidos se asocia con un aumento del 11% en el riesgo de desarrollar diabetes tipo 2.

Microbiota intestinal

Otro aspecto interesante es el papel de la microbiota intestinal. Los alimentos ultraprocesados, bajos en fibra y ricos en aditivos químicos, pueden alterar la composición de la microbiota intestinal, reduciendo la diversidad microbiana y favoreciendo el crecimiento de bacterias patógenas. Una microbiota sana es crucial para el metabolismo de la glucosa y los lípidos. La alteración de la microbiota se ha relacionado con el aumento de la inflamación y la resistencia a la insulina.

Recomendaciones

Comprender el impacto de los alimentos ultraprocesados en la obesidad y la diabetes es crucial para promover una dieta saludable. Reducir la ingesta de estos alimentos puede contribuir significativamente a la prevención y el tratamiento de estas enfermedades. He aquí algunas recomendaciones prácticas:

1. **Lea las etiquetas:** Evite los productos con una larga lista de ingredientes, especialmente si incluyen azúcares añadidos, grasas trans y aditivos artificiales.
2. **Prefiera alimentos frescos y mínimamente procesados:** Frutas, verduras, legumbres, cereales integrales y proteínas magras deben constituir la base de la dieta.
3. **Evite las bebidas azucaradas:** Sustituya las bebidas gaseosas y los jugos de frutas por agua, té sin azúcar o infusiones naturales.
4. **Cocine en casa:** Preparar las comidas en casa permite tener un control total sobre los ingredientes utilizados y reducir el uso de alimentos ultraprocesados.
5. **Eduque y conciencie:** Fomente la concienciación sobre los riesgos asociados a los alimentos ultraprocesados mediante programas educativos y campañas de salud pública.

Para mejorar la salud, debemos elegir los alimentos de forma más consciente e informada. Eliminar los alimentos ultraprocesados es clave para combatir la obesidad y la diabetes, mejorar nuestra calidad de vida y reducir el riesgo de enfermedades crónicas.

14. EFECTOS EN EL APARATO DIGESTIVO

Soy plenamente consciente de lo mucho que influye la nutrición en nuestro bienestar general. Un aspecto crucial, aunque a menudo pasado por alto, es la influencia de los alimentos ultraprocesados en nuestro sistema digestivo. La digestión no consiste únicamente en descomponer los alimentos; es un proceso complejo que involucra varios órganos y un ecosistema de bacterias beneficiosas conocido como microbiota intestinal. En este capítulo, exploraremos en detalle cómo los alimentos ultraprocesados pueden alterar esta delicada sinergia, causando diversos problemas digestivos y, a largo plazo, enfermedades crónicas.

Los alimentos ultraprocesados y la microbiota intestinal

Alteración de la flora intestinal

La microbiota intestinal es una compleja comunidad de billones de microorganismos que viven en nuestro tracto gastrointestinal. Estos microorganismos desempeñan funciones cruciales en el mantenimiento de la salud digestiva, ayudando en la digestión de los alimentos, la síntesis de vitaminas y la protección frente a patógenos. Los alimentos ultraprocesados, con sus aditivos artificiales, conservantes y edulcorantes, pueden alterar significativamente la composición de la microbiota.

Los estudios han demostrado que una dieta rica en alimentos ultraprocesados puede reducir la diversidad microbiana y aumentar la presencia de bacterias nocivas. Por ejemplo, los edulcorantes artificiales como el aspartame y la sucralosa pueden alterar la microbiota, provocando una mayor proliferación de cepas bacterianas asociadas a la inflamación y a los trastornos metabólicos.

Reducción de la fibra

Uno de los elementos más importantes para una microbiota sana es la fibra alimentaria, que sirve de alimento a las bacterias beneficiosas. Los alimentos ultraprocesados suelen carecer de fibra, ya que se componen principalmente de carbohidratos refinados y azúcares simples. La falta de fibra puede provocar una disminución de las bacterias fermentadoras beneficiosas, como las bifidobacterias y los lactobacilos, y favorecer el crecimiento de bacterias patógenas. Este desequilibrio puede causar disbiosis intestinal, una alteración de la flora bacteriana que se ha relacionado con numerosos problemas digestivos, como el síndrome del intestino irritable (SII), la inflamación crónica y la enfermedad inflamatoria intestinal (EII).

Inflamación y permeabilidad intestinal

Inflamación crónica

Los alimentos ultraprocesados pueden inducir una inflamación crónica en el tracto gastrointestinal. Se sabe que ingredientes como las grasas trans, los aceites hidrogenados y los aditivos artificiales provocan respuestas inflamatorias. La inflamación crónica del tracto digestivo puede dañar las células epiteliales que recubren el intestino, comprometiendo la barrera intestinal.

Síndrome del intestino permeable

El compromiso de la barrera intestinal puede dar lugar a una afección conocida como síndrome del intestino permeable. En esta condición, las uniones estrechas entre las células epiteliales se aflojan, permitiendo que toxinas, microorganismos y partículas de alimentos no digeridos pasen al torrente sanguíneo. Esto puede desencadenar una respuesta inmunitaria y provocar síntomas sistémicos como fatiga, dolor articular y problemas cutáneos, así como empeorar las afecciones inflamatorias intestinales.

Digestión y absorción de nutrientes

Digestión ineficaz

Los alimentos ultraprocesados suelen carecer de las enzimas necesarias para una digestión eficaz. Esto significa que nuestro sistema digestivo tiene que trabajar más para descomponer estos alimentos. Además, la falta de nutrientes esenciales y de fibra puede perjudicar la producción y el funcionamiento de las enzimas digestivas. Una digestión ineficaz puede provocar síntomas como hinchazón, gases, diarrea y estreñimiento.

Malabsorción de nutrientes

Además de los problemas digestivos, los alimentos ultraprocesados pueden provocar una mala absorción de nutrientes. La presencia de aditivos como emulsionantes y conservantes puede interferir en la absorción de vitaminas y minerales esenciales. Por ejemplo, los emulsionantes pueden dañar el revestimiento intestinal, reduciendo la capacidad del intestino para absorber nutrientes. Esto puede provocar deficiencias nutricionales, incluso con una ingesta calórica adecuada, contribuyendo a enfermedades como la anemia y la osteoporosis.

Trastornos digestivos comunes asociados a los alimentos ultraprocesados

Síndrome del intestino irritable (SII)

El SII es una de las afecciones más comunes asociadas al consumo de alimentos ultraprocesados. Los aditivos alimentarios, los edulcorantes artificiales y las grasas trans pueden irritar el tracto gastrointestinal y alterar la motilidad intestinal, provocando síntomas como dolor abdominal, hinchazón, diarrea y estreñimiento.

Enfermedades inflamatorias intestinales (EII)

Las EII, como la enfermedad de Crohn y la colitis ulcerosa, pueden verse exacerbadas por los alimentos ultraprocesados. Los aditivos artificiales y las grasas poco saludables pueden aumentar la inflamación intestinal y empeorar los síntomas de estas enfermedades crónicas.

Enfermedad por reflujo gastroesofágico (ERGE)

El reflujo gastroesofágico suele agravarse con los alimentos ultraprocesados. La presencia de grasas poco saludables, azúcares y aditivos puede relajar el esfínter esofágico inferior, permitiendo que el ácido del estómago retroceda hacia el esófago y causando acidez y otros síntomas relacionados.

Recomendaciones

El impacto de los alimentos ultraprocesados en el sistema digestivo es profundo y variado. Mejorar nuestra dieta reduciendo el consumo de estos alimentos puede tener importantes efectos positivos sobre la salud digestiva. Estas son algunas recomendaciones prácticas para mantener un sistema digestivo saludable:

1. **Aumente la ingesta de fibra:** Consuma más frutas, verduras, legumbres y cereales integrales para nutrir la microbiota intestinal y favorecer una digestión saludable.

2. **Evite los aditivos artificiales:** Lea atentamente las etiquetas de los alimentos y elija productos sin conservantes, colorantes ni edulcorantes artificiales.

3. **Prefiera alimentos frescos y no procesados:** Reduzca el consumo de alimentos ultraprocesados en favor de alimentos frescos y naturales.

4. **Hidrátese correctamente:** Beba mucha agua para facilitar la digestión y mantener la salud intestinal.

5. **Cocine en casa:** Prepare las comidas en casa para tener un control total sobre los ingredientes utilizados y asegurar una dieta más sana y equilibrada.

Seguir estas prácticas puede suponer una notable mejora en la salud del aparato digestivo, disminuyendo el riesgo de trastornos gastrointestinales y contribuyendo al bienestar general.

15. CONSECUENCIAS A LARGO PLAZO Y ENFERMEDADES CRÓNICAS

Como experto, he tenido la oportunidad de observar el impacto a largo plazo de los hábitos alimentarios en la salud. Los alimentos ultraprocesados representan una amenaza significativa para el bienestar a largo plazo, ya que se asocian con una amplia gama de enfermedades crónicas. Comprender estas consecuencias es esencial para adoptar un estilo de vida que promueva la salud y la longevidad. Analizaremos en detalle cómo el hábito de consumir alimentos ultraprocesados puede causar importantes problemas crónicos de salud.

Enfermedades cardiovasculares

Aterosclerosis y enfermedad coronaria: Los alimentos ultraprocesados son notoriamente ricos en grasas trans, azúcares añadidos y sal. Estos componentes contribuyen al desarrollo de la aterosclerosis, una enfermedad en la que las arterias se endurecen y estrechan debido a la acumulación de placas de grasa. Esto puede provocar enfermedades coronarias, infartos de miocardio y accidentes cerebrovasculares. Los estudios han demostrado que un consumo elevado de alimentos grasos está asociado a un riesgo significativamente mayor de enfermedad cardiovascular.

Hipertensión: El exceso de sal, común en los alimentos ultraprocesados, puede contribuir a la hipertensión, o presión arterial alta. La hipertensión es uno de los principales factores de riesgo de enfermedades cardíacas y accidentes cerebrovasculares. Los aditivos como el sodio, utilizados para mejorar el sabor y la conservación de los alimentos ultraprocesados, pueden provocar retención de líquidos y aumento de la presión arterial, creando una tensión adicional en el corazón y los vasos sanguíneos.

Diabetes tipo 2

Resistencia a la insulina: El consumo regular de alimentos ultraprocesados, ricos en azúcares simples y carbohidratos refinados, provoca frecuentes picos de glucemia. Este estrés constante sobre el sistema insulínico puede causar resistencia a la insulina, una condición en la que las células del cuerpo se vuelven menos sensibles a la insulina. La resistencia a la insulina es precursor de la diabetes tipo 2, una enfermedad crónica que reduce la capacidad del organismo para regular la glucemia.

Inflamación crónica: Los ingredientes de los alimentos ultraprocesados, como los aceites hidrogenados y los aditivos químicos, pueden causar inflamación crónica. La inflamación es un factor clave en el desarrollo de la diabetes tipo 2, ya que puede interferir en la función de las células beta del páncreas, responsables de la producción de insulina.

Obesidad

Desequilibrio energético: Los alimentos ultraprocesados suelen ser muy calóricos pero pobres en nutrientes esenciales. Este desequilibrio energético favorece el aumento de peso y la obesidad. La obesidad es un factor de riesgo para muchas enfermedades crónicas, como las enfermedades cardiovasculares, la diabetes tipo 2 y algunos tipos de cáncer.

Trastorno de la señal de saciedad: Los aditivos y edulcorantes de los alimentos ultraprocesados pueden interferir con las señales de saciedad del organismo, haciendo que las personas coman más de lo necesario. Esto puede llevar a una ingesta excesiva de calorías, favoreciendo el aumento de peso y contribuyendo a la epidemia de obesidad.

Cáncer

Sustancias cancerígenas en los alimentos ultraprocesados: Algunos alimentos ultraprocesados contienen carcinógenos o precursores de carcinógenos. Por ejemplo, cocinar alimentos procesados a altas temperaturas puede producir acrilamida, una sustancia química que se ha asociado con un mayor riesgo de cáncer. Además, las carnes procesadas suelen contener nitritos y nitratos, que pueden convertirse en nitrosaminas, compuestos cancerígenos.

Inflamación y cáncer: La inflamación crónica causada por una dieta rica en alimentos ultraprocesados se ha relacionado con un mayor riesgo de varios tipos de cáncer. La inflamación puede dañar el ADN de las células y favorecer el crecimiento de células cancerosas. Esto es especialmente relevante en el caso del cáncer colorrectal, donde la inflamación intestinal puede desempeñar un papel directo.

Enfermedades neurodegenerativas

Deterioro cognitivo: Una dieta rica en alimentos ultraprocesados puede tener efectos negativos en el cerebro. Los estudios han demostrado que los azúcares añadidos y las grasas trans pueden contribuir al deterioro cognitivo y aumentar el riesgo de enfermedades neurodegenerativas como el Alzheimer. Los efectos adversos sobre el sistema cardiovascular y la diabetes tipo 2, en los que también influyen los alimentos ultraprocesados, son factores de riesgo conocidos de demencia.

Estrés oxidativo: Los alimentos ultraprocesados pueden aumentar el nivel de estrés oxidativo en el organismo. El estrés oxidativo, causado por un exceso de radicales libres, puede dañar las células cerebrales y contribuir al desarrollo de enfermedades neurodegenerativas. Los antioxidantes naturales, a menudo ausentes en los alimentos ultraprocesados, son cruciales para neutralizar los radicales libres y proteger la salud cerebral.

Enfermedades hepáticas

Esteatosis hepática no alcohólica (EHNA): La esteatosis hepática no alcohólica, también conocida como hígado graso, está estrechamente relacionada con el consumo de alimentos ultraprocesados. El exceso de azúcar y grasas trans puede provocar la acumulación de grasa en el hígado, causando inflamación y daño hepático. La EHNA puede evolucionar a enfermedades más graves como la esteatohepatitis no alcohólica (NASH) y la cirrosis hepática.

Salud ósea

Osteoporosis: Las dietas ricas en alimentos ultraprocesados suelen ser deficitarias en nutrientes esenciales para la salud ósea, como el calcio, la vitamina D y el magnesio. La carencia de estos nutrientes puede reducir la densidad ósea y aumentar el riesgo de osteoporosis, una enfermedad en la que los huesos se vuelven frágiles y más susceptibles a las fracturas.

Recomendaciones

Los alimentos ultraprocesados representan una amenaza significativa para la salud a largo plazo, ya que se asocian con una amplia gama de enfermedades crónicas. Para minimizar estos riesgos, es fundamental adoptar una dieta rica en alimentos frescos y no procesados. He aquí algunas recomendaciones prácticas:

1. *Consume alimentos integrales:* Prefiere frutas, verduras, cereales integrales, legumbres, frutos secos y semillas.
2. *Limita los azúcares añadidos:* Evita las bebidas azucaradas, los dulces industriales y la bollería ultraprocesada.

3. *Reduce el consumo de grasas trans:* Revisa las etiquetas de los alimentos para identificar y evitar las grasas trans y los aceites hidrogenados.
4. *Aumenta la ingesta de fibra:* Consume alimentos ricos en fibra para favorecer la salud intestinal y reducir la inflamación.
5. *Incorpora grasas saludables:* Utiliza aceite de oliva, aguacates y frutos secos como fuentes de grasas saludables.
6. *Prepara las comidas en casa:* Cocinar en casa te permite controlar los ingredientes y favorece una dieta más sana.

Adoptar estas estrategias puede reducir significativamente el riesgo de enfermedades crónicas relacionadas con el consumo excesivo de alimentos ultraprocesados, elevar nuestra calidad de vida y mantener un bienestar óptimo a largo plazo.

16. TÉCNICAS DE MARKETING UTILIZADAS POR LA INDUSTRIA ALIMENTARIA

He observado con creciente preocupación cómo la industria alimentaria emplea sofisticadas técnicas de marketing para promocionar alimentos ultraprocesados. Estos productos, a menudo carentes de valor nutricional y ricos en calorías vacías, se presentan de manera que ocultan sus potenciales perjuicios para la salud. En este capítulo, exploraré en detalle las estrategias de marketing que utilizan las empresas alimentarias para influir en las decisiones de los consumidores y fomentar el consumo de alimentos ultraprocesados.

El atractivo de los envases

Diseño atractivo y colores vivos:

Una de las técnicas de marketing más evidentes es el uso de envases llamativos. Los alimentos ultraprocesados suelen envasarse en envoltorios con colores vibrantes y un diseño atractivo. Esto no es casualidad: los colores vivos y los diseños llamativos están pensados para captar la atención de los consumidores, especialmente de los niños. Colores como el rojo y el amarillo se utilizan frecuentemente porque se asocian con estímulos visuales que despiertan el apetito y la rapidez, incitando a los consumidores a realizar compras impulsivas.

Imágenes engañosas:

Los envases de los alimentos ultraprocesados a menudo presentan imágenes atractivas de ingredientes frescos y saludables, como frutas, verduras y cereales integrales. Estas imágenes crean una impresión de salubridad que rara vez refleja el contenido real del producto. Por ejemplo, un zumo de frutas ultraprocesado puede mostrar imágenes de fruta fresca en el envase, pero contener principalmente azúcar y sabores artificiales, con una cantidad mínima de fruta real.

Mensajes de marketing y alegaciones nutricionales:

Las etiquetas nutricionales y las afirmaciones de marketing, como «rico en fibra», «sin azúcares añadidos» o «natural», se utilizan para que un producto parezca saludable. Sin embargo, estas afirmaciones pueden ser engañosas. Por ejemplo, un producto «sin azúcares añadidos» puede contener edulcorantes artificiales, y un producto «rico en fibra» puede tener un alto contenido en azúcares y grasas no saludables. Es esencial leer atentamente la lista de ingredientes para comprender realmente la composición del producto.

Superalimentos e ingredientes de moda:

Otra estrategia común es añadir una pequeña cantidad de superalimentos o ingredientes de moda, como quinoa, semillas de chía o bayas de goji, y luego destacar su presencia en el envase. Esto puede llevar a los consumidores a percibir el producto como más saludable, a pesar de la presencia de otros ingredientes menos saludables. La cantidad de estos superalimentos suele ser insignificante en comparación con el total de ingredientes, por lo que el beneficio nutricional es prácticamente nulo.

Patrocinios y testimonios

Famosos e influencers:

Las empresas alimentarias invierten grandes sumas de dinero para obtener el apoyo de famosos e influencers. Estas figuras públicas, con su gran número de seguidores, tienen una enorme influencia en las decisiones de los consumidores. Ver que un famoso disfruta y consume un determinado producto puede motivar a los fans a hacer lo mismo, independientemente de la calidad nutricional del alimento en cuestión.

Deportistas y salud:

La asociación de alimentos ultraprocesados con deportistas de élite es otra estrategia eficaz. Los anuncios que muestran a atletas profesionales consumiendo bebidas energéticas, barritas de proteínas o diversos aperitivos crean una asociación entre estos productos y la salud, la fuerza y el rendimiento atlético. Esto puede resultar especialmente engañoso, ya que muchos de estos productos tienen un alto contenido en azúcar y aditivos, lo que contradice la imagen de salud promovida.

Promociones y descuentos

Ofertas especiales:

Las promociones del tipo «compra uno y llévate otro gratis» o los descuentos importantes en grandes cantidades son comunes en los alimentos ultraprocesados. Estas ofertas incentivan a los consumidores a comprar más de lo que normalmente adquirirían, fomentando el acaparamiento y el consumo excesivo de estos productos. Este tipo de marketing explota el deseo de los consumidores de ahorrar dinero, ocultando el verdadero coste para la salud.

Concursos y premios:

Muchas empresas alimentarias utilizan concursos y premios para atraer a los consumidores. Las etiquetas de los productos pueden promocionar sorteos, recogidas de puntos o concursos que ofrecen premios atractivos. Esta estrategia es especialmente efectiva entre niños y jóvenes, quienes pueden dejarse persuadir fácilmente por la idea de ganar premios o recibir recompensas inmediatas.

Publicidad dirigida a los niños

Personajes animados y mascotas:

El uso de personajes animados y mascotas en los alimentos ultraprocesados es una técnica de marketing dirigida específicamente a los niños. Los personajes de dibujos animados o las mascotas simpáticas crean un vínculo emocional con los consumidores jóvenes, haciendo que los productos resulten más atractivos. Este tipo de publicidad puede llevar a los niños a desear estos productos y presionar a los padres para que los compren.

Posicionamiento estratégico en las tiendas:

Los alimentos ultraprocesados dirigidos a los niños suelen colocarse a la altura de sus ojos en los supermercados. Esta estrategia aumenta la visibilidad y el atractivo de estos productos, influyendo en las decisiones de los niños durante las compras. Además, la colocación de estos productos cerca de las cajas, donde los niños pueden verlos fácilmente y pedir a los padres que los compren, aprovecha los tiempos de espera para estimular las compras impulsivas.

Salud y bienestar: una contradicción

Lavado de salud:

Muchas empresas recurren al llamado «lavado de salud», es decir, presentan sus productos como saludables mediante etiquetas y anuncios engañosos. Esto puede incluir el uso de términos como «natural», «orgánico» o «sin gluten» para hacer creer a los consumidores que el producto es saludable, a pesar de que puede contener ingredientes nocivos como azúcares añadidos, grasas saturadas y aditivos químicos.

Educación nutricional manipulada:

Algunas empresas invierten en programas educativos en las escuelas o patrocinan eventos relacionados con la salud para mejorar su imagen. Estos programas pueden incluir información nutricional que, aunque aparentemente educativa, puede estar manipulada para promocionar indirectamente los productos de la empresa. Esto crea un conflicto de intereses, ya que la información presentada puede ser sesgada o engañosa.

Conclusiones y recomendaciones

Las técnicas de marketing empleadas por la industria alimentaria para promocionar los alimentos ultraprocesados son sofisticadas y omnipresentes. Estas estrategias influyen profundamente en las decisiones de los consumidores, a menudo en detrimento de la salud pública. Para contrarrestar estos efectos, es esencial desarrollar una mayor conciencia y capacidad crítica con respecto a la información publicitaria.

He aquí algunas recomendaciones prácticas para navegar en este mar de técnicas de marketing:

1. **Lea atentamente las etiquetas:** No se deje engañar por las imágenes y las declaraciones nutricionales. Compruebe siempre la lista de ingredientes y los valores nutricionales.
2. **Infórmese sobre nutrición:** Adquiera conocimientos básicos sobre lo que constituye una dieta sana y equilibrada. Ser consciente de los trucos de marketing puede ayudarle a tomar decisiones más informadas.
3. **Evite los productos con afirmaciones engañosas:** Desconfíe de los productos que hacen afirmaciones

exageradas sobre la salud. A menudo, los alimentos verdaderamente saludables no necesitan tales afirmaciones.

4. **Elija alimentos frescos e integrales:** Prefiera la fruta, la verdura, los cereales integrales y las proteínas magras a los alimentos envasados y ultraprocesados.

5. **Promueva la educación nutricional:** Fomente programas independientes de educación nutricional en escuelas y comunidades para concienciar sobre los alimentos ultraprocesados.

Al examinar las tácticas de marketing de la industria alimentaria para promover los alimentos ultraprocesados, el impacto en nuestras elecciones alimentarias y en nuestra salud es evidente. Leer atentamente las etiquetas, evitar afirmaciones engañosas y preferir alimentos frescos son formas de sortear este panorama. Promover la educación alimentaria puede aumentar la conciencia y fomentar elecciones más saludables.

17. DESINFORMACIÓN Y MITOS FALSOS PROMOVIDOS POR LOS PRODUCTORES

La industria alimentaria, a través de sofisticadas estrategias de marketing, frecuentemente difunde desinformación y mitos falsos para promover los alimentos ultraprocesados. Estas prácticas no solo confunden a los consumidores, sino que también los inducen a tomar decisiones alimentarias que pueden comprometer su salud. En este capítulo, exploraremos los principales mitos alimentarios promovidos por los fabricantes de alimentos ultraprocesados y explicaremos cómo esta información engañosa influye negativamente en la elección de alimentos.

Mito 1: «Los alimentos bajos en grasa son siempre más saludables».

La realidad sobre las grasas:

Uno de los mitos más extendidos es que los alimentos bajos en grasa son automáticamente saludables. La industria alimentaria ha explotado esta creencia, etiquetando muchos productos como «light» o «bajos en grasa». Sin embargo, reducir el contenido de grasa no necesariamente hace que un alimento sea más saludable. Muchos productos bajos en grasa contienen altos niveles de azúcares añadidos, edulcorantes artificiales y aditivos para mejorar el sabor y la textura. Esto puede resultar en un aumento de la ingesta total de calorías y efectos negativos para la salud.

El papel de las grasas en la dieta:

Las grasas cumplen un papel crucial en nuestro organismo, aportando energía, favoreciendo la absorción de vitaminas liposolubles (A, D, E, K) y manteniendo la salud celular. No todas las grasas son perjudiciales; las grasas insaturadas, presentes en alimentos como el aguacate, los frutos secos, las semillas y el aceite de oliva, son beneficiosas para la salud cardiovascular. Por lo tanto, es importante evaluar la calidad de las grasas en lugar de eliminarlas por completo de la dieta.

Mito 2: «Los productos sin azúcar añadido son siempre mejores».

La realidad de los edulcorantes artificiales:

La etiqueta «sin azúcares añadidos» puede ser engañosa. Muchos consumidores creen que estos productos son automáticamente saludables, pero a menudo contienen edulcorantes artificiales como aspartamo, sucralosa y acesulfamo K. Estos edulcorantes pueden tener efectos negativos para la salud, como alteraciones del metabolismo, mayor riesgo de diabetes tipo 2 y impactos negativos en la flora intestinal.

Efectos sobre el sabor y el consumo:

Los edulcorantes artificiales también pueden afectar las preferencias gustativas, aumentando el deseo de consumir alimentos dulces. Esto puede conducir a un consumo excesivo de edulcorantes y alimentos ultraprocesados, en lugar de fomentar la adopción de hábitos alimentarios más saludables. Además, algunos estudios sugieren que los edulcorantes artificiales pueden alterar la respuesta a la insulina, contribuyendo al riesgo de desarrollar afecciones metabólicas.

Mito 3: «Los alimentos ultraprocesados enriquecidos con vitaminas y minerales son saludables».

Fortificación y enriquecimiento:

Muchos alimentos ultraprocesados están enriquecidos con vitaminas y minerales para parecer más saludables. Aunque el enriquecimiento puede ayudar a reducir las carencias nutricionales en algunas poblaciones, no compensa la presencia de ingredientes nocivos como azúcares añadidos, grasas saturadas y aditivos químicos. Un ejemplo habitual son los cereales para el desayuno, que suelen contener grandes cantidades de azúcar pero están enriquecidos con vitaminas del grupo B y hierro.

El contexto nutricional:

La biodisponibilidad de las vitaminas y minerales añadidos en los alimentos enriquecidos puede ser menor que la de los mismos nutrientes presentes en alimentos enteros. Además, la dependencia de los alimentos enriquecidos puede llevar a los consumidores a pasar por alto la importancia de una dieta equilibrada rica en frutas, verduras, cereales integrales y proteínas magras que aporten toda la gama de nutrientes esenciales.

Mito 4: «Los productos ecológicos ultraprocesados son siempre saludables».

El mito de lo ecológico:

Los alimentos ultraprocesados etiquetados como «ecológicos» suelen percibirse como más saludables que sus homólogos convencionales. Sin embargo, el término «ecológico» se refiere principalmente a los métodos de producción agrícola y no garantiza un mejor perfil nutricional. Una galleta ecológica puede contener ingredientes naturales, pero seguir teniendo un alto contenido de azúcar, grasas saturadas y calorías.

La importancia de la calidad global:

Aunque los productos ecológicos pueden estar libres de pesticidas y cultivarse de forma sostenible, es importante considerar el perfil nutricional completo del alimento. Una dieta equilibrada debe basarse en alimentos frescos y mínimamente procesados, en lugar de alimentos ultraprocesados, aunque sean ecológicos.

Mito 5: «Los tentempiés saludables son realmente saludables».

Aperitivos saludables engañosos:

Muchos tentempiés que se anuncian como «sanos» o «naturales» pueden ser tan perjudiciales como los tentempiés convencionales. Productos como las barritas energéticas, los frutos secos azucarados y las patatas fritas vegetales suelen contener azúcares añadidos, aceites refinados y exceso de sodio. Estos productos pueden hacer creer a los consumidores que están eligiendo alimentos saludables, cuando en realidad están consumiendo alimentos ultraprocesados.

La verdad sobre los ingredientes:

Es esencial leer atentamente las etiquetas y las listas de ingredientes para conocer la composición real de los snacks saludables. Ingredientes como el jarabe de maíz alto en fructosa, los aceites hidrogenados y los aditivos artificiales son indicadores de alimentos ultraprocesados que deben evitarse. Optar por tentempiés elaborados con ingredientes naturales, como fruta fresca, frutos secos sin sal y verduras crudas, es una mejor opción para la salud.

El engaño y los mitos propagados por la industria de los alimentos ultraprocesados pueden llevarnos por un camino alimentario poco saludable. Es crucial ser consciente de estas prácticas para tomar decisiones informadas sobre nuestra salud. Manténgase alerta y preparado para desafiar estas ilusiones alimentarias y lograr un bienestar óptimo.

18. CÓMO PLANIFICAR UNA DIETA EQUILIBRADA

Planificar una dieta equilibrada es una habilidad fundamental para mantener una salud óptima. Una dieta equilibrada no solo favorece el bienestar físico, sino que también influye positivamente en el bienestar mental y emocional. En este capítulo, exploraremos en detalle cómo crear un plan de dieta equilibrada que proporcione todos los nutrientes esenciales que nuestro cuerpo necesita.

Principios básicos de una dieta equilibrada

Una dieta equilibrada debe incluir una variedad de alimentos que aporten los nutrientes adecuados en las proporciones correctas. Los siguientes principios son esenciales para planificar una dieta que favorezca una salud óptima:

1. Variedad de alimentos:

- **Diversidad nutricional:** El consumo de una amplia gama de alimentos asegura la ingesta de todos los nutrientes necesarios. Cada grupo de alimentos aporta nutrientes específicos que son esenciales para el buen funcionamiento del organismo.

- **Evitar la monotonía:** Variar los alimentos ayuda a evitar el aburrimiento y aumenta la probabilidad de mantener una dieta saludable a largo plazo.

2. Equilibrio de macronutrientes:

- **Hidratos de carbono:** Deben representar entre el 45% y el 65% de la ingesta calórica diaria. Prefiera hidratos de carbono complejos como cereales integrales, legumbres, frutas y verduras.
- **Proteínas:** Deben constituir entre el 10% y el 35% de las calorías diarias. Incluya fuentes magras de proteínas como pescado, pollo, legumbres, tofu y frutos secos.
- **Grasas:** Deben constituir entre el 20% y el 35% de las calorías, favoreciendo las grasas insaturadas como el aceite de oliva, los aguacates y los frutos secos, y limitando las grasas saturadas y trans.

3. Control de las raciones:

- **Porciones adecuadas:** Comer raciones adecuadas ayuda a mantener un peso corporal saludable y a evitar los excesos calóricos.
- **Dispositivos de medición:** Utilizar tazas medidoras y básculas de cocina puede ser útil para tener una percepción clara de las cantidades consumidas.

4. Hidratación:

- **Importancia del agua:** El agua es esencial para todas las funciones corporales. Se recomienda beber al menos 8 vasos de agua al día, aunque las necesidades pueden variar según la actividad física y el clima.
- **Limitar las bebidas azucaradas:** Reduzca el consumo de bebidas azucaradas y alcohol para evitar un exceso de calorías vacías.

5. Reducir al mínimo los alimentos ultraprocesados:

- **Reducir los aditivos:** Limite el consumo de alimentos ultraprocesados que suelen contener aditivos, azúcares añadidos y grasas poco saludables.
- **Preferir alimentos frescos y naturales:** Opte por alimentos frescos y mínimamente procesados para maximizar la ingesta de nutrientes beneficiosos.

Planificación de un plan de alimentación

Crear un plan de alimentación semanal equilibrado es un paso crucial para adoptar una dieta sana. He aquí cómo proceder:

1. Definir objetivos:

- **Objetivos de salud:** Identifique objetivos específicos, como perder peso, ganar masa muscular, mejorar la energía o controlar afecciones médicas.
- **Consulta con un profesional:** Para objetivos específicos y personalizados, es útil consultar a un nutricionista o dietista.

2. Calcular las necesidades calóricas:

- **Estimación calórica:** Utilice fórmulas o calculadoras en línea para determinar sus necesidades calóricas diarias en función de su edad, sexo, peso, altura y nivel de actividad física.
- **Ajustar según objetivos:** Ajuste la ingesta de calorías en función de los objetivos de salud, como la pérdida o el mantenimiento de peso.

3. Distribución de macronutrientes:

- **Proporciones recomendadas:** Equilibre los hidratos de carbono, las proteínas y las grasas según las proporciones recomendadas, adaptándolas a las necesidades individuales.
- **Elección de nutrientes:** Opte por fuentes de nutrientes y equilibre cada comida con una combinación adecuada de macronutrientes.

4. Planificación de comidas y tentempiés:

- **Menú semanal:** Cree un menú semanal que incluya una variedad de alimentos nutritivos.
- **Preparación por adelantado:** Preparar las comidas con antelación puede ayudar a ahorrar tiempo y evitar la elección de alimentos poco saludables.
- **Aperitivos saludables:** Incluya aperitivos nutritivos entre las comidas principales para mantener estables los niveles de energía y evitar el hambre excesiva.

5. Seguimiento y adaptación:

- **Seguimiento:** Controle la ingesta alimentaria y evalúe los progresos hacia los objetivos de salud.
- **Flexibilidad:** Esté preparado para realizar ajustes en el plan dietético en función de las necesidades del organismo y de las reacciones de este.

Consejos prácticos para una dieta equilibrada

Para mantener una dieta equilibrada a largo plazo, es útil seguir algunos consejos prácticos:

1. Compra de forma consciente:

- **Lista de la compra:** Planifique la lista de la compra según su menú semanal y cíñase a ella para evitar compras impulsivas de alimentos poco saludables.
- **Lea las etiquetas:** Elija productos con etiquetas claras y pocos ingredientes, preferiblemente naturales.

2. Coma despacio y conscientemente:

- **Masticar bien:** Saboree cada bocado, masticando despacio para favorecer la digestión y la sensación de saciedad.
- **Escuchar al cuerpo:** Reconozca las señales de hambre y saciedad y deténgase cuando esté satisfecho.

3. Cocinar en casa:

- **Controlar los ingredientes:** Preparar las comidas en casa permite controlar la calidad de los ingredientes y las raciones.
- **Involucrar a la familia:** Implicar a la familia en la preparación de las comidas puede hacer que la experiencia sea más agradable y sostenible.

4. Flexibilidad e indulgencia:

- **Equilibrio:** No es necesario seguir una dieta perfecta todo el tiempo. Es importante permitirse un capricho de vez en cuando sin sentirse culpable.
- **Moderación:** Los caprichos moderados pueden ayudar a mantener una dieta equilibrada a largo plazo.

5. Gestión del estrés y sueño de calidad:

- **Técnicas de relajación:** Practique técnicas de gestión del estrés como la meditación, el yoga o ejercicios de respiración.

* **Importancia del sueño:** Garantizar un sueño de calidad es crucial para el bienestar general y para mantener hábitos alimentarios saludables.

Llevar una dieta equilibrada requiere compromiso y flexibilidad. Personalizando el propio plan dietético y adoptando estrategias prácticas, podemos mejorar significativamente nuestra calidad de vida y nuestra salud a largo plazo. Les invito a todos a cuidar de su cuerpo mediante una elección consciente de los alimentos y un enfoque integral de la nutrición. Con dedicación y cuidado, podemos construir un estilo de vida sano y sostenible que fomente el bienestar físico, mental y emocional.

19. IMPORTANCIA DE LOS ALIMENTOS FRESCOS Y NATURALES

En la era actual, en la que la industria alimentaria nos bombardea con opciones ultraprocesadas, es crucial redescubrir el valor de los alimentos frescos y saludables. Basándome en mi propia experiencia, puedo afirmar que una dieta rica en alimentos frescos y mínimamente procesados es fundamental para preservar la salud y prevenir muchas enfermedades crónicas. En este capítulo, exploraremos los numerosos beneficios de consumir alimentos frescos y naturales, destacando las diferencias significativas con los productos ultraprocesados y aprendiendo a integrar exitosamente estos alimentos en nuestra vida cotidiana.

Beneficios de los alimentos frescos y naturales

1, Riqueza de nutrientes esenciales:

- **Vitaminas y minerales:** Los alimentos frescos, como frutas y verduras, son excelentes fuentes de vitaminas y minerales esenciales. Por ejemplo, las verduras de hoja verde son ricas en vitamina K y folato, necesarios para la coagulación de la sangre y la síntesis del ADN.

- **Antioxidantes:** Alimentos como bayas, tomates y zanahorias contienen poderosos antioxidantes que protegen las células del daño causado por los radicales libres, reduciendo el riesgo de enfermedades crónicas como el cáncer.
- **Fibra dietética:** Los cereales integrales, legumbres, frutas y verduras aportan fibra que mejora la digestión, promueve la saciedad y ayuda a controlar los niveles de azúcar y colesterol en sangre.

2. Salud intestinal:

- **Probióticos y prebióticos:** Algunos alimentos frescos, como el yogur natural y las verduras fermentadas, contienen probióticos que favorecen la salud de la flora intestinal. Los prebióticos, presentes en alimentos como ajo, cebolla y plátano, nutren las bacterias intestinales beneficiosas.
- **Enzimas digestivas:** Los alimentos crudos, como frutas y verduras, contienen enzimas naturales que ayudan en la digestión y mejoran la absorción de nutrientes.

3. Ausencia de aditivos y productos químicos:

- **Menos aditivos:** Los alimentos frescos no contienen conservantes, colorantes artificiales, aromas sintéticos ni otros aditivos químicos presentes en los alimentos ultraprocesados.
- **Menor exposición a toxinas:** Comer alimentos frescos reduce la exposición a sustancias potencialmente tóxicas que podrían tener efectos adversos para la salud a largo plazo.

4. Control del peso y prevención de la obesidad:

- **Saciedad:** Los alimentos ricos en fibra y nutrientes favorecen la saciedad, ayudando a controlar el apetito y evitando el consumo excesivo de calorías.
- **Bajo contenido calórico:** Los alimentos frescos, como frutas y verduras, tienen un contenido calórico naturalmente bajo, lo que los hace ideales para mantener un peso corporal saludable.

5. Sostenibilidad medioambiental:

- **Reducción del impacto ambiental:** Comprar alimentos frescos, especialmente de productores locales, reduce el impacto ambiental de la producción, procesamiento y transporte de alimentos.
- **Apoyo a la agricultura local:** Comprar productos frescos en mercados locales apoya la economía local y fomenta prácticas agrícolas sostenibles.

Diferencias entre los alimentos frescos y los ultraprocesados

1. Composición nutricional:

- **Alimentos frescos:** Contienen nutrientes en su forma natural y son ricos en vitaminas, minerales, antioxidantes y fibra.
- **Alimentos ultraprocesados:** A menudo son bajos en nutrientes esenciales y altos en calorías vacías, azúcares añadidos, grasas poco saludables y aditivos químicos.

2. Proceso de producción:

- **Alimentos frescos:** Se someten a poco o ningún procesamiento, manteniendo intacta su calidad nutricional.

- **Alimentos ultraprocesados:** Se someten a numerosos procesos industriales que alteran su composición original y, a menudo, reducen su valor nutricional.

3. Efectos sobre la salud:

- **Alimentos frescos:** Promueven una salud óptima, fortalecen el sistema inmunológico y reducen el riesgo de enfermedades crónicas.
- **Alimentos ultraprocesados:** Su consumo excesivo se asocia con un mayor riesgo de obesidad, diabetes tipo 2, enfermedades cardiovasculares y otras enfermedades crónicas.

Cómo integrar los alimentos frescos y naturales en tu dieta

1. Compra de forma consciente:

- **Lista de la compra:** Planifica tu lista de compras para incluir una variedad de frutas, verduras, cereales integrales, legumbres, frutos secos y semillas.
- **Mercados locales:** Visita mercados locales para comprar productos frescos de temporada. Estos mercados ofrecen productos que no solo son más frescos, sino que a menudo se cultivan con métodos sostenibles.

2. Preparación de comidas:

- **Cocina sencilla:** Prepara las comidas en casa utilizando técnicas culinarias sencillas como a la plancha, al vapor, al horno o al asado. Esto conserva mejor los nutrientes de los alimentos.
- **Recetas saludables:** Experimenta con nuevas recetas que realcen los sabores naturales de los ingredientes frescos. Por ejemplo, una ensalada de quinoa con verduras frescas y una vinagreta ligera es una comida nutritiva y sabrosa.

3. Planificación de comidas:

- **Menú semanal:** Crea un menú semanal que incluya comidas equilibradas a base de alimentos frescos y naturales. Planificar con antelación ayuda a evitar la compra impulsiva de alimentos ultraprocesados.
- **Preparación anticipada:** Prepara los ingredientes con antelación, por ejemplo, lavando y cortando las verduras, para facilitar la preparación de las comidas durante la semana. Almacenar porciones de alimentos frescos listos para usar puede simplificar la cocina diaria.

4. Consumir tentempiés saludables:

- **Aperitivos nutritivos:** Opta por tentempiés a base de fruta fresca, verduras crudas, frutos secos, semillas y yogur natural. Estos alimentos son nutritivos y fáciles de conseguir y preparar.
- **Evita los tentempiés excesivamente elaborados:** Limita el consumo de tentempiés envasados y prefiere opciones frescas y nutritivas. Por ejemplo, una manzana con un puñado de almendras es un tentempié sano y saciante.

5. Educación nutricional:

- **Conciencia:** Edúcate a ti mismo y a tu familia sobre la importancia de los alimentos frescos y naturales y sus beneficios para la salud. Tomar conciencia de las opciones alimentarias es el primer paso hacia una dieta más saludable.
- **Participación:** Involucra a los niños en la elección y preparación de alimentos frescos para fomentar hábitos alimentarios saludables desde una edad temprana. Hacer de la preparación de las comidas una actividad familiar puede hacer que los alimentos saludables sean más atractivos para los más jóvenes.

Incorporar alimentos frescos y naturales a nuestra dieta es esencial para asegurar una salud robusta y prevenir enfermedades crónicas. Te invito a descubrir los beneficios de los alimentos naturales y a elegir sabiamente para mejorar la calidad de tu dieta. Los alimentos sencillos y puros son la clave para un estilo de vida saludable y vigoroso. Al optar por una dieta rica en productos frescos y saludables, podemos nutrir nuestro cuerpo de manera completa y sostenible, garantizando bienestar y vitalidad a largo plazo.

20. RECETAS FÁCILES Y SALUDABLES PARA EVITAR LOS ALIMENTOS ULTRAPROCESADOS

Uno de los aspectos más gratificantes de mi trabajo como nutricionista es ayudar a las personas a descubrir el placer y los beneficios de cocinar comidas saludables y nutritivas en casa. Preparar tu propia comida no solo te permite evitar los alimentos ultraprocesados, sino también conectar con la comida de una manera más significativa y consciente. En este capítulo, me gustaría compartir contigo algunas recetas fáciles y saludables que se pueden preparar con ingredientes frescos y naturales. Estas recetas están diseñadas para ser sencillas, accesibles y deliciosas, demostrando que comer bien no tiene por qué ser complicado ni caro.

1. Pasta Primavera:

Un plato de pasta fresco y colorido, enriquecido con una variedad de verduras de temporada y aderezado con jugo de limón para darle un toque de frescura.

Ingredientes:

- 250 g de pasta integral (preferiblemente corta, como penne o fusilli)

- 1 calabacín
- 1 zanahoria
- 1 pimiento rojo
- 100 g de guisantes frescos (o congelados)
- 1 diente de ajo
- 2 cucharadas de aceite de oliva virgen extra
- Jugo de 1/2 limón
- Sal y pimienta al gusto
- Queso rallado (opcional)
- Hierbas frescas (como albahaca o perejil) para decorar

Preparación:

1. Cocer la pasta en agua hirviendo con sal según el tiempo de cocción indicado en el paquete hasta que esté al dente.
2. Mientras tanto, lavar y cortar en dados o en tiras finas todas las verduras.
3. En una sartén grande, calentar el aceite de oliva virgen extra a fuego medio. Añadir el diente de ajo entero y dorarlo ligeramente para aromatizar el aceite.
4. Añadir las verduras a la sartén y saltear durante unos minutos hasta que estén tiernas pero aún crujientes.
5. Escurrir la pasta al dente y añadirla directamente a la sartén con las verduras.
6. Exprimir el jugo de limón sobre la pasta y las verduras y mezclar bien.
7. Sazonar con sal y pimienta al gusto.
8. Servir la pasta primavera caliente, decorada con hierbas frescas y, si se desea, queso rallado.

2. Pollo al horno con hierbas aromáticas y verduras:

Este plato sencillo y saludable utiliza pollo y una variedad de verduras frescas, todo aromatizado con hierbas naturales.

Ingredientes:

- 4 pechugas de pollo
- 2 calabacines cortados en rodajas
- 2 zanahorias cortadas en bastones
- 1 pimiento amarillo cortado en tiras
- 1 cebolla roja cortada en gajos
- 3 dientes de ajo picados
- 2 cucharadas de aceite de oliva virgen extra
- 1 cucharada de romero fresco picado
- 1 cucharada de tomillo fresco picado
- Sal y pimienta al gusto

Preparación:

1. Precalentar el horno a 200 °C.
2. En un bol grande, mezclar las verduras con el aceite de oliva, el ajo, el romero, el tomillo, la sal y la pimienta.
3. Colocar las verduras en una bandeja de horno.
4. Sazonar las pechugas de pollo con sal, pimienta y un chorrito de aceite de oliva.
5. Colocar el pollo sobre las verduras.
6. Hornear durante 25-30 minutos, o hasta que el pollo esté bien cocido y las verduras tiernas.
7. Servir caliente, posiblemente con un espolvoreado adicional de hierbas frescas.

3. Ensalada de quinoa con verduras frescas:

La quinoa es un cereal rico en proteínas, fibra y diversos micronutrientes, y constituye una excelente base para una ensalada nutritiva.

Ingredientes:

- 1 taza de quinoa
- 2 tazas de agua
- 1 pepino cortado en dados
- 1 tomate grande cortado en dados

- 1 pimiento rojo cortado en dados
- 1 zanahoria rallada
- 1/4 de cebolla roja, en rodajas finas
- 1/4 taza de perejil fresco picado
- Jugo de 1 limón
- 2 cucharadas de aceite de oliva virgen extra
- Sal y pimienta al gusto

Preparación:

1. Enjuagar la quinoa bajo el chorro de agua fría.
2. Llevar el agua a ebullición en una cacerola, añadir la quinoa, reducir el fuego y cocinar a fuego lento durante unos 15 minutos, o hasta que el agua se haya absorbido y la quinoa esté tierna.
3. Dejar enfriar la quinoa a temperatura ambiente.
4. En un bol grande, combinar la quinoa enfriada con el pepino, el tomate, el pimiento, la zanahoria y la cebolla roja.
5. Sazonar con el jugo de limón, el aceite de oliva, sal y pimienta.
6. Mezclar bien y servir fría.

4. Cuscús con verduras mediterráneas:

Un plato ligero y colorido que combina la fragancia del cuscús con el sabor de las verduras mediterráneas.

Ingredientes:

- 1 taza de cuscús
- 1 taza de caldo de verduras (preparado en casa)
- 1 calabacín cortado en cubos
- 1 berenjena cortada en cubos
- 1 pimiento rojo cortado en cubos
- 1 cebolla roja en rodajas

- 2 cucharadas de aceite de oliva virgen extra
- 2 cucharadas de albahaca fresca picada
- Sal y pimienta al gusto

Ingredientes para el caldo de verduras:

- 2 zanahorias, cortadas en trozos grandes
- 2 ramas de apio, cortadas en trozos grandes
- 1 cebolla cortada en trozos
- 3 dientes de ajo, ligeramente machacados
- 1 puerro (solo la parte blanca), cortado en trozos
- 1 hoja de laurel
- 1 cucharadita de pimienta negra en grano
- 8 tazas de agua
- Sal al gusto

Preparación del caldo de verduras:

1. En una olla grande, agrega las zanahorias, el apio, la cebolla, el ajo, el puerro, la hoja de laurel y la pimienta negra.
2. Vierte el agua sobre las verduras y lleva a ebullición.
3. Baja el fuego y cocina a fuego lento durante unos 45 minutos, sin tapar, asegurándote de que no hierva demasiado fuerte.
4. Después de 45 minutos, cuela el caldo, eliminando las verduras y los condimentos.
5. Ajusta de sal si es necesario.
6. El caldo de verduras está listo para ser usado en la preparación de sopas o para ser almacenado en recipientes herméticos en el refrigerador por hasta 5 días o congelado para un uso posterior.

Preparación del cuscús:

1. Lleva el caldo de verduras a ebullición y viértelo sobre el
   cuscús en un bol. Cubre y deja reposar unos 10 minutos.
2. En una sartén, calienta el aceite de oliva y añade la
   cebolla, el calabacín, la berenjena y el pimiento. Cocina a
   fuego medio hasta que las verduras estén tiernas.
3. Cuando estén listas, agrega el cuscús a las verduras y
   mezcla bien.
4. Sazona con albahaca fresca, sal y pimienta al gusto.
5. Sirve caliente como plato principal o guarnición.

5. Ensalada de garbanzos y tomates secos:

Una ensalada ligera y nutritiva, realzada por el intenso sabor de los tomates secos y la cremosidad de los garbanzos.

Ingredientes:

- 1 lata de garbanzos, escurridos y enjuagados
- 100 g de tomates secos en aceite, cortados en trozos
- 1 pepino, cortado en cubos
- 1 pimiento rojo, cortado en tiras finas
- Hojas de albahaca fresca
- Jugo de 1 limón
- 2 cucharadas de aceite de oliva virgen extra
- Sal y pimienta al gusto

Preparación:

1. En un bol grande, mezcla los garbanzos, los tomates secos,
   el pepino y el pimiento.
2. Aliña con el jugo de limón, el aceite de oliva, la sal y la
   pimienta.
3. Añade las hojas de albahaca fresca y mezcla bien.
4. Sirve la ensalada fría como plato principal o guarnición.

6. Sopa de lentejas y verduras:

Esta sopa es rica en proteínas vegetales y fibra, ideal para una comida nutritiva y saciante.

Ingredientes:

- 1 taza de lentejas secas
- 1 cebolla picada
- 2 zanahorias en rodajas
- 2 ramas de apio, picadas (invece di "tallos")
- 3 dientes de ajo picados
- 1 lata de tomates pelados
- 4 tazas de caldo de verduras (hecho en casa)
- 1 cucharadita de comino molido (invece di "en polvo")
- 1 cucharadita de pimentón
- 1 hoja de laurel
- Sal y pimienta al gusto
- 2 cucharadas de aceite de oliva virgen extra
- Perejil fresco picado para adornar

Ingredientes para el caldo de verduras:

- 2 zanahorias cortadas en trozos grandes
- 2 ramas de apio, cortadas en trozos grandes (invece di "tallos")
- 1 cebolla cortada en cuartos (invece di "gajos")
- 3 dientes de ajo, ligeramente aplastados (invece di "machacados")
- 1 puerro, la parte blanca cortada en trozos
- 1 hoja de laurel
- 1 cucharadita de granos de pimienta negra
- 8 tazas de agua
- Sal al gusto

Preparación del caldo de verduras:

1. En una olla grande, añade las zanahorias, el apio, la cebolla, el ajo, el puerro, la hoja de laurel y los granos de pimienta negra.
2. Vierte el agua sobre las verduras y lleva a ebullición.
3. Baja el fuego y cocina a fuego lento durante unos 45 minutos, sin tapar, asegurándote de que no hierva demasiado fuerte.
4. Pasados los 45 minutos, cuela el caldo usando un colador fino para retirar las verduras y los aromas.
5. Ajusta la sal si es necesario.
6. El caldo de verduras está listo para usarse en sopas o almacenarse en recipientes herméticos en el refrigerador por un máximo de 5 días, o congelarse para uso futuro.

Preparación de la sopa:

1. En una cacerola grande, calienta el aceite de oliva a fuego medio. Añade la cebolla, zanahorias, apio y ajo, y sofríelos hasta que las verduras estén blandas.
2. Añade las lentejas, los tomates pelados, el caldo de verduras, el comino, el pimentón, la hoja de laurel, la sal y la pimienta.
3. Lleva la mezcla a ebullición, luego reduce el fuego y cocina a fuego lento durante 30-40 minutos, o hasta que las lentejas estén tiernas.
4. Retira la hoja de laurel y ajusta la sal y pimienta si es necesario.
5. Sirve caliente, adornado con perejil fresco picado.

7. Salmón aromático con limón y hierbas:

Una opción deliciosa y saludable de salmón fresco, realzado con una salsa fresca y aromática.

Ingredientes:

- 4 filetes de salmón fresco
- Zumo de 2 limones
- Ralladura de 1 limón
- 2 cucharadas de perejil fresco picado
- 1 cucharada de cebollino fresco picado
- Sal y pimienta al gusto
- 2 cucharadas de aceite de oliva virgen extra

Preparación:

1. Precalienta el horno a 180°C y forra una bandeja para horno con papel de hornear.
2. Coloca los filetes de salmón en la bandeja y salpimiéntalos.
3. En un bol, mezcla el zumo de limón, la ralladura de limón, el perejil, el cebollino y el aceite de oliva.
4. Vierte la salsa de limón y hierbas sobre los filetes de salmón.
5. Hornea durante unos 15-20 minutos o hasta que el salmón esté cocido.
6. Sirve caliente, quizás acompañado de guarniciones de verduras frescas.

8. Aperitivo de garbanzos crujientes:

Estos garbanzos crujientes son un aperitivo saludable y sabroso que puedes preparar fácilmente y llevar a cualquier lugar.

Ingredientes:

- 1 lata de garbanzos, escurridos y enjuagados
- 2 cucharadas de aceite de oliva
- 1 cucharadita de pimentón
- 1/2 cucharadita de comino molido
- Sal y pimienta al gusto

Preparación:

1. Precalienta el horno a 200 °C.
2. Seca bien los garbanzos con un paño de cocina.
3. En un bol, mezcla los garbanzos con el aceite de oliva, el pimentón, el comino, la sal y la pimienta.
4. Esparce los garbanzos en una bandeja para horno forrada con papel de hornear, en una sola capa.
5. Hornea durante 20-30 minutos, removiendo a mitad de cocción, hasta que los garbanzos estén dorados y crujientes.
6. Deja enfriar y disfruta como aperitivo.

9. Batido verde energizante:

Una forma rápida y deliciosa de consumir una buena porción de verduras y frutas frescas, ideal para desayunos o meriendas.

Ingredientes:

- 1 taza de espinacas frescas
- 1 plátano
- 1 manzana verde, troceada
- 1/2 aguacate
- 1 taza de leche de almendras (o cualquier otra leche vegetal)
- Zumo de 1/2 limón
- 1 cucharada de semillas de chía
- Miel o sirope de arce al gusto para endulzar (opcional)

Preparación:

1. Coloca todos los ingredientes en una licuadora.
2. Licúa hasta obtener una mezcla suave y cremosa.
3. Prueba y añade edulcorante si es necesario.
4. Vierte en un vaso y disfruta de inmediato.

10. Ensalada de frutas frescas con vinagreta ligera:

Una explosión de colores y sabores frescos, perfecta como un postre ligero después de las comidas.

Ingredientes:

- Fresas, cortadas por la mitad
- Mango, cortado en cubos
- Piña, cortada en trozos pequeños
- Arándanos
- Frambuesas
- Media manzana verde, cortada en cubos
- Zumo de 1/2 limón
- Miel o sirope de arce al gusto para endulzar (opcional)
- Hojas de menta fresca para decorar

Para la vinagreta:

- 2 cucharadas de zumo de naranja fresco
- 1 cucharada de zumo de limón fresco
- 1 cucharadita de miel o sirope de arce
- 1 cucharadita de jengibre fresco rallado
- Una pizca de ralladura de naranja
- Una pizca de canela (opcional)

Preparación:

1. En un bol grande, mezcla toda la fruta cortada en trozos.
2. En un bol pequeño, mezcla el zumo de naranja, el zumo de limón, la miel o el sirope de arce, el jengibre rallado, la ralladura de naranja y la canela, si lo deseas, para la vinagreta.
3. Vierte la vinagreta sobre la fruta y remueve suavemente para que se impregne bien.

4. Deja reposar la ensalada en la nevera durante al menos 30 minutos antes de servir, para que los sabores se integren.
5. Añade unas hojas de menta fresca justo antes de servir.

Preparar estas recetas no solo te ayudará a evitar los alimentos ultraprocesados, sino que también te permitirá disfrutar de platos deliciosos y nutritivos. Espero que estas preparaciones culinarias te inspiren a experimentar en la cocina y a tomar decisiones alimentarias más conscientes y saludables.

21. CÓMO COMPRAR CONSCIENTEMENTE

Hacer la compra es un arte que requiere cuidado y consciencia, especialmente si queremos evitar los alimentos excesivamente procesados y elegir opciones más saludables y nutritivas. A lo largo de los años, he observado que a muchos de mis pacientes les resulta difícil navegar por los pasillos del supermercado, donde las estanterías están llenas de productos que a menudo ocultan ingredientes poco saludables con etiquetas llamativas. Este capítulo le guiará a través de las estrategias más eficaces para hacer una compra consciente, ayudándole a seleccionar alimentos que promuevan su salud y bienestar.

1. Planificar antes de comprar:

Uno de los errores más comunes es hacer la compra sin un plan claro. Esto puede llevar a decisiones impulsivas y a la compra de productos poco saludables. Aquí algunos consejos para una planificación eficaz:

- **Haga una lista de la compra:** Antes de ir al supermercado, tómese su tiempo para planificar las comidas de la semana y haga una lista de la compra. Enfoque su lista en ingredientes frescos y naturales, como frutas, verduras, proteínas magras, legumbres y cereales integrales.

- **Evite ir con hambre:** No vaya a comprar con el estómago vacío. El hambre puede llevarle a tomar decisiones menos saludables y a adquirir tentempiés y alimentos precocinados menos nutritivos.
- **Planifique las comidas:** Planificar las comidas de la semana con antelación le ayudará a saber exactamente qué comprar y evitará la adquisición de alimentos innecesarios. Esto no solo promueve una dieta equilibrada, sino que también le ahorrará tiempo y dinero.

2. La elección de los productos:

Cuando esté en el supermercado, la consciencia es clave. Aprenda a leer las etiquetas y a reconocer los productos realmente saludables.

- **Lectura de etiquetas:** Aprenda a leer las etiquetas de los alimentos para identificar los ingredientes excesivamente procesados. Evite los productos con una lista larga y compleja de ingredientes, especialmente aquellos que contienen aditivos, conservantes, colorantes y aromatizantes artificiales.
- **Ingredientes naturales:** Prefiera productos con ingredientes que reconozca y que utilizaría en su propia cocina. Un buen ejemplo es el pan: busque los elaborados con harina, agua, levadura y sal, sin azúcares añadidos ni conservantes.
- **Productos locales y de temporada:** Opte por frutas y verduras de temporada y, si es posible, elija productos locales. Estos no solo son más frescos y nutritivos, sino que también apoyan la economía local y tienen un menor impacto medioambiental.

- **Proteínas magras:** A la hora de elegir proteínas, prefiera las carnes magras, el pescado fresco, las legumbres y los huevos. Evite los embutidos y las carnes procesadas, que suelen contener conservantes y aditivos.

3. Estrategias para los pasillos del supermercado:

La disposición de los productos en el supermercado no es aleatoria. Las empresas alimentarias pagan por colocar sus productos a la altura de los ojos o en zonas estratégicas para atraer su atención. Aquí le explico cómo navegar por los pasillos con consciencia:

- **Periferia del supermercado:** Céntrese en las secciones perimetrales del supermercado, donde suelen encontrarse alimentos frescos como frutas, verduras, carne, pescado y productos lácteos. Los pasillos centrales suelen estar dedicados a alimentos envasados y ultraprocesados.
- **Productos a granel:** Comprar productos a granel, como cereales, legumbres y frutos secos, puede ser una opción económica y sostenible. Además, le permite comprar solo la cantidad que necesita, reduciendo el desperdicio de alimentos.
- **Etiquetas engañosas:** Tenga cuidado con las etiquetas engañosas como «bajo en grasas», «sin azúcares añadidos» o «natural». Estos términos pueden usarse para hacer que un producto parezca más saludable de lo que realmente es. Lea siempre la lista de ingredientes y los valores nutricionales para una evaluación precisa.

4. Consejos para ahorrar tiempo y dinero:

Comer sano no tiene por qué ser caro. Con un poco de planificación y astucia, es posible comprar de manera económica sin comprometer la calidad nutricional.

- **Compra a granel:** Para productos no perecederos como legumbres, cereales integrales y frutos secos, considerar la compra a granel puede resultar rentable. Asegúrese de que dispone del espacio adecuado para almacenarlos.
- **Aproveche las ofertas:** Esté atento a las ofertas y cupones de alimentos saludables. Sin embargo, tenga cuidado de no sucumbir a la tentación de las promociones de alimentos ultraprocesados.
- **Cocine con antelación:** Preparar grandes cantidades de comida y congelar porciones para el día siguiente puede ahorrar tiempo y garantizar comidas saludables incluso en días ajetreados.
- **Reduzca los residuos:** Aproveche todas las partes de los alimentos. Por ejemplo, las hojas de los rábanos y las alcachofas pueden utilizarse para hacer caldos o sopas. Reducir los residuos no solo es sostenible, sino también económico.

5. Experiencia y práctica:

La compra consciente requiere práctica y paciencia. No se desanime si al principio le parece complicado o si de vez en cuando realiza compras menos saludables. Lo importante es progresar y comprometerse con una elección alimentaria más consciente.

- **Formación continua:** Siga informándose sobre alimentos e ingredientes. Manténgase al día con fuentes fiables de información nutricional y las últimas investigaciones y descubrimientos.
- **Implicar a la familia:** Involucrar a los miembros de la familia en la planificación de las comidas y la compra puede ser una actividad educativa y divertida. Los niños, en particular, pueden aprender mucho sobre la importancia de una dieta equilibrada.

- **Experimente:** No tenga miedo de probar nuevos alimentos y recetas. La variedad es esencial para una dieta sana y equilibrada.

Explorar el supermercado con consciencia es clave para dar forma a su salud y bienestar. Con habilidad, dedicación y curiosidad, puede recorrer las estanterías con confianza, seleccionando cuidadosamente los alimentos que favorecerán su cuerpo y mente.

CONCLUSIÓN

En este fascinante viaje por el mundo de la nutrición, hemos navegado juntos a través de los desafíos y oportunidades que conllevan las elecciones alimentarias conscientes. Este viaje nos permitió explorar en profundidad las múltiples facetas de la nutrición y comprender cómo nuestras decisiones diarias pueden afectar nuestra salud y bienestar a largo plazo.

Hemos desvelado los peligros insidiosos de los alimentos ultraprocesados, a menudo ocultos tras envases llamativos y publicidad seductora. Estos productos, cargados de azúcares, grasas saturadas y aditivos artificiales, van deteriorando poco a poco nuestra salud, contribuyendo a una serie de enfermedades crónicas. Es esencial estar al tanto de las tácticas de marketing engañosas que los promocionan y aprender a leer las etiquetas y reconocer los ingredientes dañinos.

El núcleo de nuestro viaje ha sido descubrir el extraordinario poder de una dieta equilibrada y natural. Hemos aprendido que los alimentos frescos, no procesados y ricos en nutrientes son los verdaderos aliados de nuestro bienestar. Frutas, verduras, cereales integrales, legumbres, frutos secos y semillas nos aportan no solo energía, sino también vitaminas, minerales y antioxidantes esenciales para el buen funcionamiento de nuestro organismo.

Cada página de este libro ha sido una invitación a mirar más allá de los brillantes envases y a comprender verdaderamente el valor nutricional de los alimentos que elegimos. Nos hemos comprometido a tomar decisiones que no solo beneficien a nuestro cuerpo, sino que también nutran nuestra mente y enriquezcan nuestro espíritu. Hemos descubierto que la comida puede ser una fuente de alegría y conexión, una forma de cuidar de nosotros mismos y de los demás. Exploramos recetas, técnicas culinarias y hábitos alimentarios que nos ayudan a mantener una dieta variada y equilibrada, sin sacrificar el sabor y el placer.

Recordemos siempre que la salud es un viaje continuo, no un destino fijo. Cada día nos ofrece la oportunidad de dar pequeños pasos hacia una vida más sana y feliz. Podemos seguir explorando, experimentando y creciendo, tomando decisiones que nos acerquen cada vez más a nuestro objetivo de bienestar total. Es un viaje de elecciones diarias, conciencia y compromiso. No se trata de perfección, sino de un progreso constante y sostenible.

Espero que este libro sea solo el comienzo de tu viaje hacia una vida más plena. Sigue poniendo en práctica lo que has aprendido, transformando tus hábitos alimentarios y mejorando tu salud día a día. Recuerda que cada pequeño cambio positivo cuenta y que cada uno de ustedes tiene el poder de marcar la diferencia en su propia vida.